Entscheidung und Erwartung in der Medizin

F. Uwe Herrmann

Entscheidung und Erwartung in der Medizin

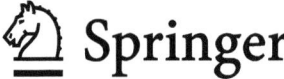 Springer

F. Uwe Herrmann
Düsseldorf, Deutschland

ISBN 978-3-662-71598-7   ISBN 978-3-662-71599-4 (eBook)
https://doi.org/10.1007/978-3-662-71599-4

Die Deutsche Nationalbibliothek verzeichnet diese Publikation in der Deutschen Nationalbibliografie; detaillierte bibliografische Daten sind im Internet über https://portal.dnb.de abrufbar.

Planung/Lektorat: Renate Scheddin
Springer ist ein Imprint der eingetragenen Gesellschaft Springer-Verlag GmbH, DE und ist ein Teil von Springer Nature.
Die Anschrift der Gesellschaft ist: Heidelberger Platz 3, 14197 Berlin, Germany

Wenn Sie dieses Produkt entsorgen, geben Sie das Papier bitte zum Recycling.

Vorwort

Entscheidung und Erwartung sind die letztlich dem Denken und Handeln von Patienten und Ärzten zugrundeliegenden Kategorien. Wer dazu von statistischen Erhebungen in dieser Publikation ausgeht, sollte nicht weiterlesen. Wer allerdings an qualitativen Orientierungen für medizinische Praxis, Lehre und Forschung interessiert ist, für den sollte sich das Weiterlesen lohnen. Unter anderem wird dem Leser das medizintheoretische Störungs-Kompensationskonzept[1] mit davon abgeleiteten Strategien, Prinzipien und Steuerungsansätzen nahegebracht und dabei aufgezeigt, wie Prinzipien organismisch vorgegeben und in Therapie und Prophylaxe anwendbar sind. „Entscheidung und Erwartung" erweist sich als komplexe Thematik, die in Bezug auf die Arzt-Patient-Beziehung analysiert wurde. Darüber hinaus wird zu diversen Aspekten von „Entscheidung und Erwartung" ausgeführt.

Aussagen werden überwiegend durch konkrete Fallbeispiele oder Fakten belegt.

Das Störungs-Kompensationskonzept entspricht einem integrativen Ansatz für Entscheidung und Erwartung in der Medizin. Mit dem Konzept wird das herkömmliche Gesundheits- und Krankheitsverständnis durch Einführung des Moments der Kompensation und Störungs-Kompensations-Relation erweitert. Auch wenn ein bestimmter physiologischer Parameter gestört ist, kann der Körper durch Kompensation weiterhin eine funktionelle Balance aufrechterhalten. Für medizinische Forschung und Praxis bedeutet das, dass nicht nur die direkten Auswirkungen von Störungen von Interesse sind, sondern auch die oft unterschwellige Rolle der Kompensation. Es ergeben sich daraus neue Ansätze zu erforschen, wie vom Organismus Störungen kompensiert werden, bevor Symptome auftreten.

Künstliche Intelligenz und weitere systemtheoretische Ansätze bilden eine wichtige Ergänzung des Störungs-Kompensationskonzepts und damit für Entscheidungen und Erwartungen. Bei entsprechendem Datenmaterial ist zu erwarten, dass vermittels künstlicher Intelligenz und Störungs-Kompensationskonzept *individuelle* Aussagen zu Bestand, Entwicklung und Beeinflussung von Gesundheit und Krankheit möglich werden.

Das medizintheoretische Störungs-Kompensationskonzept hat aktuelle Bedeutung für medizinische Praxis, Forschung und Lehre und soll daher mit dieser Publikation bekannt gemacht und möglicherweise Ignoranz[2] ausgeglichen werden.

---

[1] Behr W, Herrmann U, Probleme der theoretischen Medizin. Volk Gesundh Berlin 1976.
[2] Franke A, Modelle von Gesundheit und Krankheit. Huber Bern 2017.

Die Medizingeschichte zeigt, dass immer die Theorie „den erschöpfenden Kenntnissen vorauseilen" musste.[3]

In die Ausführungen zu „Entscheidung und Erwartung in der Medizin" wurden auch medizinethische und medizinrechtliche Aspekte eingebunden.

Die Publikation richtet sich an Studierende der Humanmedizin, Ärzte und interessierte Patienten.

Wegen besserer Lesbarkeit wird in vorliegender Publikation auf die gleichzeitige Verwendung weiblicher und männlicher Personenbegriffe verzichtet. Gemeint und angesprochen sind immer alle Geschlechter.

Herrn Dipl.-Ing. Minh-Tuan Hoang danke ich an dieser Stelle für das Ausführen der Skizzen.

Düsseldorf, Deutschland   F. Uwe Herrmann

---

[3] Berghoff E, Entwicklungsgeschichte des Krankheitsbegriffes. Maudrich Wien 1947, 160.

Inhaltsverzeichnis

Entscheidung und Erwartung im Allgemeinen

1

Inhaltsverzeichnis

Unter allgemeinem Aspekt können gesellschaftliche und persönliche Verläufe als Abfolge von durch Erwartungen dominierten Entscheidungen gelten. Gemeint sind Entscheidungen, die bei Realisierung mit Nachhaltigkeit verbunden sind. Rückblickend können getroffene Entscheidungen mit den erzielten Erwartungen abgeglichen werden.

Erwartungen können zu Entscheidungen führen und umgekehrt. Die Erwartung bestimmt die Entscheidung und die Entscheidung ist mit einer bestimmten Erwartung verknüpft.

Erwartungen entsprechen der ideellen Vorwegnahme angestrebter Resultate entscheidungsgemäßen Handelns. Das entscheidungsgemäße Ergebnis kann von der Erwartung mehr oder weniger abweichen.

Der allgemeinen Definition der Erwartung als Vorstellung von einem möglichen zukünftigen Ereignis, werden in der Psychologie folgende zwölf sich teils überdeckende „Facetten" (Merkmale) zugeordnet: Bewertung, subjektive Wahrscheinlichkeit, zeitliche Nähe, Zeitdauer, Wichtigkeit, Intensität der Emotion, Auftretenshäufigkeit, Gültigkeit, Generalisiertheit, Differenziertheit, Stabilität, Änderbarkeit.[1]

---

[1] Westhoff K, Erwartungen und Entscheidungen. Springer 1985, 13.

F. U. Herrmann, *Entscheidung und Erwartung in der Medizin*, https://doi.org/10.1007/978-3-662-71599-4_1

Vorauseilende Widerspiegelung gilt als Merkmal intelligenten Handelns und bedeutet, dass eine Person ihre Handlungen auf Grundlage von Erwartungen über künftige Ereignisse ausrichtet. Eine solche Person reagiert nicht nur auf die gegenwärtige Realität, sondern antizipiert aktiv, was geschehen könnte, und bereitet entsprechend ihr Verhalten vor. Die erwartungsbasierte Vorbereitung bildet die Klammer zur Entscheidung, d. h. die Erwartung spiegelt sich in dem aktuellen Entscheiden wider.

Unter Entscheidung ist die Wahl einer bestimmten Handlungsweise in Bezug auf zwei oder mehrere Möglichkeiten (Alternativen) sowie in deren Vergleich auf eine bestimmte Zielstellung zu verstehen. Eine der Handlungsalternativen kann auch im Unterlassen einer Handlung bestehen. Manchmal können es auch äußere Bedingungen sein, die zum Unterlassen einer Handlung zwingen. Als Beispiel sei das Verpassen des Fliegers erwähnt, der dann auf dem verpassten Flug abstürzt.

Erwartung und Entscheidung können ergebnisbezogen falsch oder richtig sein. Falschen Erwartungen können nicht realisierbare Vorstellungen in Bezug auf ein entscheidungsgemäßes Vorgehen zugrunde liegen.

Die Erwartung eines möglichen hohen Geldgewinns intendiert die Entscheidung, am Lottospiel teilzunehmen. Eine falsche Erwartung wäre, den persönlichen Lottogewinn mit großer Wahrscheinlichkeit anzunehmen.

Rationales Entscheiden besteht in der Maximierung des subjektiven Erwartungswerts relativ zu verfügbaren Informationen und zur subjektiven Präferenzordnung.[2]

Ein Mensch soll (n. G. Roth) täglich bewusst und unbewusst bis zu 20.000 Blitzentscheidungen treffen.

Alltagsentscheidungen finden häufig unter unvollständiger Information statt.

Eine Entscheidung ist zurücknehmbar, solange sie nicht realisiert wurde. Allerdings kann auch eine realisierte Entscheidung durch eine weitere Entscheidung ausgeglichen (neutralisiert) werden. Als Beispiel sei primär eine Reise nach Paris entschieden worden, die jedoch umständehalber nicht zustande kam, sondern nach Rom führte. Danach entschied man erneut, eine Reise nach Paris zu unternehmen, sodass die nicht realisierte Primärentscheidung quasi reversibel wurde.

In diesem Beispiel zeigt sich auch der Zusammenhang zwischen Vergangenheit und Zukunft bzw. Entschiedenem und Entscheidbarem. „Die Gegenwart gehört, soweit in ihr noch zu entscheiden ist, zum Zukünftigen und soweit sie nicht mehr zu entscheiden ist, zur Vergangenheit."[3]

Das Beispiel verdeckt jedoch, dass es bezogen auf den Organismus bei Nichtrealisieren der primären Entscheidung in der Zwischenzeit zu irreversiblen Veränderungen gekommen sein kann, aufgrund derer die Primärentscheidung dann nicht mehr vertretbar wäre.

Erwartungen können positive (erfreuliche) und negative (beängstigende) Inhalte haben. Als Beispiele für allgemein positive persönliche Erwartungen seien Sicherheit, ein Leben in Frieden, Erfolg, Wiedergesundung, Wohlstand angeführt; als Beispiele für negative Erwartungen eines Menschen können mangelnde Sicherheit,

---

[2] Westhoff K, a. a. O., 60.
[3] Stegmaier W, Philosophie der Orientierung. De Gruyter 2008, 247.

drohende Kriegsgefahr, Misserfolg, Wohlstandsverlust, Ausgrenzung oder Erkran-kung gelten.

Neben den vorgenannten allgemeinen Erwartungen gibt es solche, die ein spe-zielles Ziel beinhalten. Hierzu gehören Erwartungen, die sich z. B. in Bezug auf den Besuch eines Theaterstücks, die Auswahl eines Reiseziels, den Kauf eines Fahrrads etc. ergeben.

1.1 Entscheidung unter philosophischem Aspekt

Aus philosophischer Sicht sollte das Entscheidungsphänomen nicht mit dem Wahl-phänomen verwechselt werden. „Das Wahlphänomen ist dadurch gekennzeichnet, dass mehrere ‚Möglichkeiten' nebeneinander auftauchen und zu einer Auswahl nö-tigen, in der eine Möglichkeit gegen die anderen vorgezogen und zur Durchsetzung gebracht wird. Die Auswahl wird unter dem Aspekt ‚wahr', ‚gut' oder ‚richtig' ge-troffen; ohne ein einigendes Prinzip für wahr, gut oder richtig ist weder ein Ver-gleich von Möglichkeiten noch eine Auswahl denkbar".[4]

Das einigende Prinzip besteht auch bei simplen Entscheidungen in Bezug auf die gleiche Zielstellung. „Entscheidung" setzt voraus, dass die Präferenz der zu wäh-lenden Möglichkeit trotz Auswahlprinzip nicht unmittelbar offenkundig ist, „son-dern erst durch einen mehr oder weniger langen und schwierigen Überlegungsgang herausgefunden werden muss."[5]

Die Möglichkeiten bleiben in der Schwebe. Der Abschluss des Wahlvorgangs wird nur durch Vergrößerung der minimalen Wertdifferenzen erreicht. Bei mehreren Handlungsalternativen wird im Rahmen des Entscheidungsprozesses diejenige aus-gewählt, die sich bezogen auf ein Ziel als Beste erweist.

Die Entscheidung kann nicht auf das Auswahlprinzip reduziert werden, sondern betrifft immer das Ganze. Aus medizintheoretischer Sicht besteht sowohl das eini-gende Prinzip der Auswahl als auch die Entscheidungsbildung in der organismi-schen Störungs-Kompensations-Relation unter Bezug auf das Ganze, sodass der philosophische Anspruch als erfüllt gelten kann.

---

[4] Rombach H, Entscheidung. In: Handbuch philosophischer Grundbegriffe, hrsg. v. Krings, Baum-gartner, Wild, Kösel 1973, 361.

[5] Rombach H, Entscheidung. In: Handbuch philosophischer Grundbegriffe, hrsg. v. Krings, Baum-gartner, Wild, Kösel 1973, 361.

1.2   Bernoulli-Prinzip

Dem *Bernoulli-Prinzip** zufolge ist für die Entscheidung der *höchste Erwartungswert* des Nutzens maßgebend.[6] In der Nutzentheorie von Bernoulli wird versucht, eine Input-Output-Relation zu beschreiben.[7] Es handelt sich dabei um ein Strukturmodell für Entscheidungen, das den Prozessaspekt des Organismischen unberücksichtigt lässt.

Dem *Bernoulli-Prinzip* folgend wird „diejenige Alternative gewählt, deren Ergebnisse der höchsten Erwartungsrate des Nutzens entspricht".[8] Die naive Entscheidungstheorie, die auf dem Erwartungswert basiert, wurde durch die vernünftigere *Erwartungsnutzentheorie* ersetzt. Beim Bernoulli-Prinzip wird das „eigentliche Entscheidungsproblem in solche Teilprobleme zerlegt, bei denen jeweils nur drei der möglichen Ergebnisse gegeneinander abzuwägen sind".[9]

Im Unterschied zu klassischen Entscheidungskriterien wird beim Bernoulli-Prinzip nicht vorausgesetzt, dass sich der Entscheider nur an einer Zielgröße orientiert.[10] Es geht beim Bernoulli-Prinzip neben der Bildung eines Wahrscheinlichkeitsurteils über die Zustände um das Erreichen einer Nutzenfunktion.[11]

In der Nutzentheorie Bernoullis wird nicht behauptet, „dass Menschen tatsächlich ihre Entscheidungen errechnen" können.[12] „Der Input besteht im Falle der Nutzentheorie aus den Nutzenwerten und Wahrscheinlichkeiten der Konsequenzen der Optionen. Der Output (die Vorhersage) ist der Ausgang der Entscheidung. Die dazwischen liegenden Prozesse der Informationsverarbeitung werden nicht betrachtet."[13] In Prozessmodellen werden dagegen die zwischen Input und Output vermittelnden Prozesse der Informationsverarbeitung abgebildet.

Die individuelle Risikonutzenfunktion beim Bernoulli-Prinzip widerspiegelt die Risikopräferenz des Entscheiders – risikoavers oder risikofreudig – wobei jeder Mensch auf Risiken situationsabhängig unterschiedlich reagieren kann.

Fehlentscheidungen können im Intendieren von Handlungen ohne hinreichende Berücksichtigung der konkreten Bedingungsgefüge bestehen, in denen diese stattfinden oder stattfinden sollen.

„Die rationale Entscheidungsregel verlangt vom Entscheider, seinen Nutzen zu maximieren." Das Prinzip der *„Nutzenmaximierung"* (*„Wähle die beste aller Optionen!"*) übersteigt jedoch die Kapazität menschlicher Informationsverarbeitung.

---

[6]*Daniel Bernoulli* (1700–1782, Mathematiker, Physiker, Mediziner) hatte ursprünglich (1738) sein Konzept zur Lösung des Petersburger Paradoxons vorgeschlagen.
  Laux H, Gillenkirch RM, Schenk-Mathes HY, Entscheidungstheorie. Springer Gabler 2012, 110.

[7]Betsch T, Funke J, Plessner H, Denken – Urteilen, Entscheiden, Problemlösen. Springer 2011, 74.

[8]Laux H et al, a. a. O., 110.

[9]Laux H et al, a. a. O., 110.

[10]Laux H, a. a. O., 111.

[11]Laux H, a. a. O., 111.

[12]Betsch T, Funke J, Plessner H, Denken – Urteilen, Entscheiden, Problemlösen. Springer 2011, 74.

[13]Betsch T et al, a. a. O., 74.

Von *H. Simon* (US-amerikanischer Ökonom) wurde daher das Modell *„begrenzter Rationalität"* menschlichen Entscheidens eingeführt. Es beinhaltet, dass menschliche Entscheidungen aufgrund *einfacher,* aber *effektiver* Entscheidungsstrategien zu recht guten Ergebnissen führen.[14]

Die Entscheidung für eine zu präferierende Handlungsalternative wird von deren Erwartungswert des Nutzens bestimmt.

1.3   Satz von Bayes

Mit dem Satz von Bayes[15] wird die Berechnung der bedingten Wahrscheinlichkeiten beschrieben. Wenn die Wahrscheinlichkeit für ein Ereignis A unter der Bedingung eines weiteren Ereignisses B gegeben ist, kann mit dem Satz von Bayes die Wahrscheinlichkeit von Ereignis B unter der Bedingung von A berechnet werden.

Der Satz von Bayes erlaubt eine Wahrscheinlichkeit zu berechnen, wenn bedingtes und bedingendes Ereignis vertauscht werden. Dieser Kausalitätswechsel ist erforderlich, wenn Entscheidungen unter Unsicherheit und Risiko getroffen werden müssen.

Der Satz von Bayes lautet mathematisch wie folgt:

$$P(A|B) = \frac{P(B|A) \cdot P(A)}{P(B)}$$

Es bedeuten:

| | unter Bedingung von; |
A, B   Ereignisse;
P (A|B)   Wahrscheinlichkeit für A, vorausgesetzt B ist eingetreten;
P (B|A)   Wahrscheinlichkeit für B, vorausgesetzt A ist eingetreten;
P (A), P (B)   Wahrscheinlichkeit für A und B

Beispiel: Die Wahrscheinlichkeit, dass eine 40-jährige symptomlose Frau an Brustkrebs erkrankt ist, beträgt 1 %. Die Wahrscheinlichkeit der Diagnose eines vorliegenden Brustkrebses durch Mammografie beträgt 80 %. Die Wahrscheinlichkeit eines mammografisch falsch-positiven Ergebnisses beträgt 10 %. Nach dem Satz von Bayes beträgt die *bedingte Wahrscheinlichkeit*, dass diese Frau tatsächlich an Brustkrebs erkrankt ist, 7,5 %.

1.4   Trivialisierungskonzept

Der österreichische Physiker und Systemtheoretiker *Heinz von Foerster* (1911–2002) entwickelte das *Modell der trivialen und nichttrivialen Maschine*. „Maschine" wird dabei als begriffliche Struktur verstanden, die genau beschrieben und definiert

---

[14] Betsch T et al, a. a. O., 96.

[15] *Thomas Bayes* (1701–1761), engl. Mathematiker, Philosoph.

werden kann. Für die triviale Maschine gilt, dass entsprechend ihrer Funktion (f) ein bestimmter Eingang (Eingangssymbol x) zu einem bestimmten Ausgang (Ausgangssymbol y) führt, d. h. dass deren Wirkungsfunktion $y = f(x)$ lautet. Aufgrund der unterschiedlich möglichen Zuordnung von beispielsweise vier Eingangssymbolen zu vier Ausgangssymbolen wären $4^4 = 256$ verschiedene Maschinen konstruierbar.[16]

Wird bei einer nichttrivialen Maschine ein Eingangssymbol x eingegeben, so errechnet diese aufgrund ihres inneren Zustands z ein Ausgangssymbol y, d. h. die Wirkungsfunktion würde lauten $y = f_y(x, z)$. Ein einmal gegebenes Eingangssymbol führt später nicht mehr zu demselben Ausgangssymbol wegen veränderter Zustandsfunktion: $z' = f_z(x, z)$. Das bedeutet, dass die Operationen einer Maschine von den vergangenen Operationen abhängig sind. Es ergibt sich ein analytisches Problem, das darin besteht, in einer unendlichen Reihe Wirkungsfunktion und Zustandsfunktion zu ermitteln, was *„transcomputational"* (analytisch nicht bestimmbar) wäre. Für vier Ein-/Ausgangssymbole ergäben sich $2^{8192} = 10^{2466}$ mögliche nichttriviale Maschinen; vergleichsweise das Alter der Welt: etwa 5×10^{23} Mikrosekunden.[17]

Während bei der trivialen Maschine ein X zu einem Y führt, bewirkt in der nichttrivialen Maschine das X nicht nur das Y, sondern auch eine Veränderung des Zustands Z der Maschine.

Triviale zu nichttrivialen Maschinen verhalten sich im Vergleich nach v. Foerster[18] wie folgt:

Triviale Maschinen	*Nichttriviale Maschinen*
Synthetisch determiniert	Synthetisch determiniert
Analytisch bestimmbar	Analytisch unbestimmbar
Vergangenheitsunabhängig	Vergangenheitsabhängig
Voraussagbar	Nicht voraussagbar

Der Mensch ist als ein stofflich-energetisch-informationell offenes System zu verstehen. Wird er erkenntnistheoretisch trivialisierend als geschlossenes System aufgefasst, so haben alle Ereignisse ihren Ursprung und ihre Folgen innerhalb dieses Systems.[19] Operationell ist dann jede Ausgabe innerhalb des Systems auch eine Eingabe, d. h. es handelt sich in dem geschlossenen System um rekursive Operationen (*Theorie der rekursiven Funktionen*). Unter einer Rekursion ist eine Funktion zu verstehen, die sich selbst aufruft und sich selbst immer wieder neu definiert. Durch Rekursion werden komplexe Probleme in kleinere, handhabbarere Teile zerlegt, was soweit geht bis das Problem so klein ist, dass es gelöst werden kann. Rekursion kann verglichen werden mit dem Aufstieg auf einer Treppe: Alle Stufen auf einmal zu nehmen wäre nicht rekursiv. Mit jedem rekursiven Aufruf wird der eigene Zustand gespeichert, die Kontrolle springt zurück zum vorherigen Aufruf, was mit

---

[16] v. Foerster H, Abbau und Aufbau. In: Lebende Systeme – Wirklichkeitskonstruktionen in der systemischen Therapie, hrsg. v. Simon FB, Suhrkamp Frankfurt a M 1997, 32–51.

[17] v. Foerster H, a. a. O.

[18] v. Foerster H, Abbau und Aufbau. In: Lebende Systeme – Wirklichkeitskonstruktionen in der systemischen Therapie, hrsg. v. Simon FB, Suhrkamp Frankfurt a M 1997, 41.

[19] v. Foerster H, a. a. O., 43.

dem Erinnern an das Geschehen bei früheren Aufrufen einhergeht. Zustände und Prozesse können sich schrittweise aus vorangegangenen Störung-Kompensations-Beziehungen entwickeln und dann die Stabilität des Organismus gefährden, einschränken oder zerstören.

1.5 Chaostheoretische Ansätze

Gemäß der *Chaostheorie* können sich in komplexen Systemen aus minimalen Anfangsbedingungen gravierende Folgen ergeben. Dies wird als sogenannter Butterfly-Effekt bezeichnet, bei dem theoretisch die Flügelschläge eines Schmetterlings in Brasilien einen Tornado in Texas auslösen können. Eine solche Vorgangsart wird als „sensitive Abhängigkeit von den Anfangsbedingungen" bezeichnet und findet sich beispielsweise im Organismus in Bezug auf Tumorentwicklung und -ausbreitung. Krebszellen „sind Mutanten und haben über einen längeren Zeitraum Schritt für Schritt eine Vielzahl von Mutationen erworben. Bei der Tumorentwicklung entstehen immer wieder neue Zelltypen mit neuen Eigenschaften, bis schließlich der Punkt erreicht ist, an dem sie faktisch unsterblich geworden sind. Die Zellen erwerben Selektionsvorteile, indem Mutationen nach und nach bestimmte wachstumskontrollierende Funktionen außer Kraft setzen. Sie ignorieren wachstumshemmende Signale und vermehren sich weiter, werden trotz eingebauter Zelltod-Programme unsterblich und breiten sich unter Missachtung von Grenzen und Regeln ungehemmt aus. Sie verhalten sich also, als seien sie einfach blind, egoistisch und atavistisch veranlagt. Das bedeutet biologisches Chaos – ein Verhalten, dass durch den Verlust der normalen Zellkommunikation fortschreitende Funktionsstörungen der betroffenen Gewebe hervorbringt."[20]

Der Flügelschlag eines Schmetterlings entspricht der ersten entstandenen Krebszelle, der Tornado dem mit Krebszellen überschwemmten Organismus. Unter dem Aspekt des Störungs-Kompensationskonzeptes ist zu ergänzen, dass eine erste Krebszelle (auslösende initiale Störung) in Relation zur inadäquaten Immunabwehr (natürliche Killerzellen) überleben und sich damit aufgrund des Missverhältnisses zu einer maximalen Störung entwickeln konnte.

Nach *René Thom*s *Katastrophentheorem*[21] kann ein nichtlineares System durch kleinste Störung eine sprunghafte Veränderung erleiden, wenn es an den Rand der sogenannten Katastrophenfalte gelangt ist. Als Beispiel kann die durch Koronararterienverengung verminderte Sauerstoffzufuhr für den Herzmuskel angeführt werden, die bei weiterer nur geringer Verminderung das Überschreiten der Katastrophenfaltenkante und Eintreten eines Herzinfarkts zur Folge hat. Bei nur geringer Zunahme der Quantität der Störung führt das Überschreiten des Rands der Katastrophenfalte zum Umschlagen in eine neue Qualität. Die Thomsche *„Kuspen-Katastrophe"* bezieht sich auf ein System, das sich über **zwei** Kontrollvariable in zwei verschiedene Richtungen anstoßen lässt. Als Beispiel hierfür seien postpartale

---

[20] Greaves M, Krebs – der blinde Passagier der Evolution. Springer Berlin Heidelberg 2003, 39.
[21] Briggs J, Peat FD, Die Entdeckung des Chaos, dtv 1999, 120–123.

Stimmungsschwankungen zwischen Euphorie (Glücksgefühle) und Dysphorie („Babyblues", Traurigkeit) angeführt. Letztere kann schleichend zunehmen und in eine postpartale Depression über die Faltenkante abkippen.

„Nichtlineare dynamische Systeme, seien sie nun chaotisch oder stabil, sind so komplex, dass sie nicht im Detail vorhersagbar und nicht in ihre Teile zerlegbar sind – die kleinste Störung schon kann explosiven Wandel auslösen."[22]

Mithilfe der Thomschen Theorie sowie auch der *Ljapunow*[23]*-Zahl* lassen sich nichtlineare Änderungen in verschiedenen Systemen miteinander vergleichen. Die Ljapunow-Zahl gibt an, wie schnell sich benachbarte Punkte in einem dynamischen System voneinander entfernen, d. h. wie schnell Korrelationen im System zerstört werden und wie schnell Wirkungen einer kleinen Störung irradiieren (sich ausbreiten) können.[24] Durch die *Ljapunow-Funktion* ließe sich gegebenenfalls bestimmen, ob das organismische System bei eintretender Störung in der Lage ist, sich selbst durch Kompensationsmechanismen zu stabilisieren. Die Funktion könnte helfen, Instabilitätsgrenzen und die Effizienz von Kompensation zu bestimmen. Mittels der Ljapunow-Funktion kann die Stabilität eines Gleichgewichtspunkts in einem dynamischen System mathematisch analysiert werden.[25]

Eine *Bifurkation* (Weggabelung) ist in der Systementwicklung der entscheidende Moment, in dem eine minimale Störung durch Iteration so weit verstärkt wird, dass das System eine neue Richtung einschlägt. Diese kann ins Chaos führen oder durch Rückkopplungsschleifen eine neue Stabilität ergeben.

„In der Nähe jener Stellen, in denen sich das ‚Gedächtnis' vergangener Bifurkationen kristallisiert hat, bleiben Systeme meist sehr empfindlich."[26] Als Beispiele hierfür seien entsprechend dem Störung-Kompensationsmodell entstandene Allergisierung oder aktive Immunisierung genannt.

Biologische Systeme bewahren ihre Stabilität, indem sie die meisten kleinen Störungen kompensieren (wegdämpfen), außer wenn ein hoher Grad an Kompensationsvermögen erforderlich ist.

Lineare Modelle sind als Mittel der Vorhersage unzuverlässig, weil sie die Gesamtheit der Wechselwirkungen zwischen den Elementen empfindlicher dynamischer Systeme nicht erfassen können. Beim *nichtlinearen Modellieren* geht es darum, Knoten, in denen sich wichtige Rückkopplungsschleifen verbinden, sowie Kompensationen gegenüber Störungen herauszufinden. Die Chaoswissenschaft hat zur Verschiebung vom quantitativen Reduktionismus zur qualitativen ganzheitlichen Auffassung der Dynamik geführt.[27]

KI-Systeme reagieren nichtlinear auf Eingaben, ähnlich wie nichttriviale Maschinen. Selbst die Entwickler komplexer KI-Modelle können nicht immer exakt vorhersagen, wie das System auf bestimmte Eingaben reagiert. Kleine Änderungen

---

[22] Briggs J, Peat FD, a. a. O., 124.

[23] Alexander M. Ljapunow (1857–1918), russischer Mathematiker und Physiker.

[24] Briggs J, Peat FD, a. a. O., 124.

[25] Ljapunow-Methoden. In: Kybernetik, hrsg. v. Laux G. Akademie-Verlag Berlin 1981.

[26] Briggs J, Peat FD, a. a. O., 216.

[27] Briggs J, Peat FD, a. a. O. 267/268.

in den Eingaben können zu völlig unterschiedlichen Ergebnissen führen (vergleichbar mit der Chaostheorie in dynamischen Systemen). KI versucht *Transcomputationalität* zu umgehen, indem sie Heuristiken und Approximationen nutzt und damit Berechnungen gegebenenfalls praktisch ermöglicht.

Es gibt keinen Abkürzungsweg, über den man die Prognose eines komplexen Systems feststellen könnte; seine Entwicklung lässt sich nur in Echtzeit verfolgen.[28]

Der Erwartungshorizont markiert die Linie, „hinter der künftige, neue Erfahrungsräume angrenzen, aber noch nicht erfahrbar sind […]".[29]

> „Erwartung vollzieht sich im Heute, ist vergegenwärtigte Zukunft, sie zielt auf das Noch-Nicht, auf das nicht Erfahrene […]. Hoffnung und Furcht, Wunsch und Wille, die Sorge, aber auch rationale Analyse, rezeptive Schau oder Neugierde gehen in die Erwartung ein, indem sie diese konstituieren."[30]

Als Fehlentscheidungen erweisen sich darauf basierte Handlungen früher oder später, meist erst rückblickend aufgrund eingetretener nicht erwarteter bzw. nicht erwünschter Resultate.

Entscheidungen, die in komplexen Gefügen zustande kommen, unterliegen mehr oder weniger einem *Irrtumsrisiko*.

Bezogen auf zu treffende Entscheidungen können Erwartungen realisierbar, bedingt oder nicht realisierbar sein, wobei Realisierbarkeit mit deren Wahrscheinlichkeit verbunden ist.

Chancen und Risiken liegen dem Für und Wider von Entscheidungen und Erwartungen zugrunde.

Sogenannte *intuitive Entscheidungen* werden nach Gefühl, aufgrund gefühlten Wissens getroffen. Intuitive Kompetenz kann zur Entscheidungsfindung mit positiver zufriedenstellender Nachhaltigkeit führen.

1.6   Kausalität

Entscheiden ex ante bezeichnet ein Bestimmen des Vorgehens entsprechend der initialen Ausgangssituation und Zielsetzung. Aus der Sicht *ex post* kann lediglich die zeitliche Aufeinanderfolge (*Korrelation*) von Entscheidung und Ergebnis festgestellt werden – *ein* wichtiges Merkmal der *Kausalität* – womit sie jedoch nicht hinreichend bewiesen ist. Die Beschränkung der Kausalität auf die Formel „*post hoc, ergo propter hoc*" (danach, folglich deshalb) ist unzutreffend.

Unter juristischem Aspekt kann die Entscheidung per se als kausal gelten, wenn sie nach einem für das praktische Leben brauchbaren Grad an Gewissheit (Rechtsprechung) eine „*conditio sine qua non*" (Bedingung ohne die nicht) für den Eintritt

---

[28] Briggs J, Peat FD, a. a. O., 275.

[29] Gransche B, Vorausschauendes Denken – Philosophie und Zukunftsforschung jenseits von Statistik und Kalkül. transcript Verlag Bielefeld 2015, 209.

[30] Koselleck R, zit. n. Gransche B, a. a. O., 207.

des Ergebnisses darstellt. Causa und Ursache bedeuten eigentlich Fall, gerichtliche Angelegenheit.

Unter Kausalität ist eine Form des Wirkungszusammenhangs zwischen Dingen, Prozessen, Systemen etc. der realen Welt zu verstehen, bei dem eine Erscheinung, die Ursache genannt wird, unter bestimmten Bedingungen eine bestimmte andere Erscheinung, die Wirkung genannt wird, mit Notwendigkeit hervorbringt. „Alles Entstehende aber wird durch etwas und aus etwas ein Was" (Aristoteles[31]). Eine Erscheinung kann erst dann als Ursache einer Wirkung betrachtet werden, wenn diese Wirkung bereits existiert. *Hegel* erkennt die dialektische Identität von Ursache und Wirkung und begreift in der Überwindung der Vorstellung von der linearen Kausalkette als eines unendlichen Prozesses von Ursachen und Wirkungen die Kausalität als Moment eines umfassenderen Zusammenhangs, der Wechselwirkung. *Hegel* sei zur Dialektik, Identität von Ursache und Wirkung wie folgt zitiert: „Die Wirkung enthält daher überhaupt nichts, was nicht die Ursache enthält. Umgekehrt enthält die Ursache nichts, was nicht in ihrer Wirkung ist. Die Ursache ist nur Ursache, insofern sie eine Wirkung hervorbringt, und die Ursache ist nichts als diese Bestimmung, eine Wirkung zu haben, und die Wirkung nichts, als dies, eine Ursache zu haben."[32]

1.7   Entscheidung und Verantwortung

Entscheidung und Verantwortung können eng miteinander verbunden sein. Der Zusammenhang besteht darin, dass der Entscheider Verantwortung für die Konsequenzen seiner Entscheidung übernimmt. Negative Konsequenzen einer Entscheidung können die Schuldfrage aufwerfen. *Friedrich Nietzsche* (1844–1900) versteht Schuld als Form innerer Verantwortung. Diese sei der Zustand, für etwas einstehen zu müssen, die Verpflichtung etwas zu tun.[33]

Die Freiheit des Individuums bei seinen Entscheidungen bringt die Last der Verantwortung mit sich.

Von Bedeutung ist, ob Entscheidungen mit nachhaltigen Konsequenzen bzw. hohen Risiken eine Person für sich selbst trifft oder eine Person bzw. ein Gremium für andere bzw. mehrere, gegebenenfalls viele Menschen (z. B. Bergführer für Touristengruppe oder Parlament für Bevölkerung eines Landes) entscheidet. Während der für sich selbst entscheidende Mensch alle Folgen selbst zu tragen hat im positiven wie negativen Sinn, sind die Träger bzw. Betroffenen der Konsequenzen eines Einzelentscheiders (Bergführer für Touristengruppe) mehrere und im Fall eines Entscheidungsgremiums (Parlament) viele Menschen. In den Beispielen beanspruchen Bergführer und Parlament ein höchstes Maß an Entscheidungskompetenz und übernehmen damit gleichzeitig ein Höchstmaß an Verantwortung.

---

[31] *Aristoteles*, Metaphysik VII. Buch. 1032a. Reclam Stuttgart 1970, 176.

[32] Hegel GWF, Wissenschaft der Logik, Zweiter Teil. Akademie Verlag Berlin 1971, 190/191.

[33] Nietzsche F, Schuld, schlechtes Gewissen und Verwandtes, 2. Abhandlung. Gutenberg-DE Edition 16 (2024).

Berater oder Sachverständige, die direkt oder indirekt wesentlichen Einfluss auf Entscheidungen anderer haben, übernehmen insbesondere Verantwortung für diese.

Ungünstige Entscheidungsbedingungen, wie beispielweise eine Schlechtwetterlage für den Bergführer oder Demokratiekrise für das Parlament, können Fehlentscheidungen nicht exkulpieren. Ein wirklich kompetenter Bergführer muss unter allen Bedingungen richtig für das Wohl seiner ihm anvertrauten/vertrauenden Touristen entscheiden. Das Gleiche gilt im übertragenen Sinn für das Beispiel Parlament.

Im Entscheidergremium unterscheidet sich die Verantwortung des einzelnen Mitglieds nicht von einem Einzelentscheider, d. h. die Verantwortung verteilt sich nicht, wenn es sich um eine komplexe Entscheidung handelt und dabei der Einzelentscheider seine spezifische Kompetenz einbringt. Dies ist z. B. in der Interdisziplinären Tumorkonferenz der Fall, bei der unterschiedliche Fachvertreter (Onkologe, Pathologe, Gynäkologe, Radiologe, plastischer Chirurg etc.) zusammenkommen, um gemeinsam konsensgemäße Entscheidungen zur Behandlung eines Patienten zu treffen. Hier übernimmt der einzelne Konferenzteilnehmer seine fachdisziplinäre Verantwortung.

Die Verantwortungsübernahme des Einzelnen in einem Entscheidungsgremium ist abhängig von der Art der Entscheidungen und wie diese vom Gremium getroffen werden – z. B. durch Konsens- oder Mehrheitsentscheidung.

Unter Verantwortung ist allgemein die Zuständigkeit von Personen für ein bestimmtes Handeln bzw. dessen Folgen und insbesondere für das eigene Tun zu verstehen. Der verantwortungsethisch Handelnde entscheidet nach bestimmten Normen bzw. Werten, kann jedoch in bestimmten Situationen davon abweichen. Hier muss jeder Einzelne Verantwortung für sein Tun übernehmen und seine Entscheidungen vor sich selbst und vor anderen rechtfertigen.[34] Entscheiden bedeutet in der Regel, mehr oder weniger Risiken einzugehen, für die der Entscheider Verantwortung übernimmt. Je gravierender die Risiken, desto höher die Verantwortung bei deren Akzeptanz. Diese kann beim Gelingen eines Vorhabens für Entscheider und Betroffene vorteilhaft, jedoch beim Scheitern erheblich nachteilig sein.

Aus philosophischer Sicht „bezieht sich Verantwortung auf menschliches Handeln, sofern dies immer in einem Bereich von Möglichkeiten stattfindet und darin durch selektive Wahl eine Richtung einschlägt."[35]

Der Entscheider übernimmt nicht nur Verantwortung für seine Entscheidung, sondern auch für die damit verbundene Erwartung. Dieser Verantwortung gemäß darf die Erwartung nicht fälschlich überhöht dargestellt werden, um bei der von der Entscheidung betroffenen Person Zustimmung zu erlangen. Dies würde einer *erwartungsbezogenen Täuschung* entsprechen.

---

[34] Ulfig A, Lexikon der philosophischen Begriffe. Fourier Wiesbaden 1997, 446.

[35] Schwartländer J, Verantwortung. Handbuch philosophischer Grundbegriffe. Kösel 1974, 1581.

Entscheidung und Erwartung bezogen auf Gesundheit und Krankheit

2

Inhaltsverzeichnis

2.1 Widerspruch zwischen Störung und Kompensation

Gesundheit und Krankheit sind Formen des in dieser Bipolarität verlaufenden Lebens, die aus medizintheoretischer Sicht auf dem Widerspruch zwischen Störung und Kompensation im organismischen Sein beruht. Im menschlichen Organismus – einem offenen selbstregulierenden System – findet das ständige Setzen und Lösen des Widerspruchs zwischen Störung und Kompensation auf allen Ebenen statt.

Widersprüche sind allen Systemen inhärent – technischen, biologischen und gesellschaftlichen. Aus philosophischer Sicht handelt es sich dabei um ontologische, d. h. auf das Sein und Werden bezogene Widersprüche. Diese Widersprüche können Triebkraft im positiven wie negativen Sinn sein, d. h. systemstabilisierend oder -destabilisierend wirken. Systembezogen ist zwischen inneren und äußeren Widersprüchen zu unterscheiden. Das Zerstören von Systemen beruht überwiegend auf inneren Widersprüchen. Äußere *Widersprüche* führen zum Untergang von Systemen, wenn sie *„übermächtig"* werden. Beispiele hierfür sind in Bezug auf den menschlichen Organismus Sturz aus großer Höhe, Ertrinken, Erfrieren, Verdursten, Erschießen etc.

Von den oben genannten ontologischen sind die gnoseologischen, d. h. auf die Erkenntnis bzw. das Denken bezogenen Widersprüche zu unterscheiden.

Die Dialektik hat die allgemeinen Bewegungs- und Entwicklungsgesetze und damit die Widersprüche in Natur, Gesellschaft und im Denken zu ihrem Gegenstand.

© Der/die Autor(en), exklusiv lizenziert an Springer-Verlag GmbH, DE, ein Teil von Springer Nature 2025
F. U. Herrmann, *Entscheidung und Erwartung in der Medizin*,
https://doi.org/10.1007/978-3-662-71599-4_2

Die Auffassung der im Sein existierenden Widersprüche wurde bereits in der Antike vertreten.

Pythagoras von Samos (um 570 - 490 v. Chr.) hat den in allem Seienden eingeschlossenen Gegensatz definiert, der sich aus der Verbindung der beiden widersprüchlichen Kräfte (Zusammenhänge jedes Dings und Widerspiegelung des Universums selbst in kleinster lebender Einheit) erschließt und Veränderung sowie Entwicklung bewirkt. Damit kann Pythagoras als Wegbereiter für Heraklits Dialektik gelten.[1]

Nach *Heraklit von Ephesus* (um 520 – um 460 v. Chr.) besteht alles, was Objekt menschlicher Erkenntnis werden kann, die Gegenstands- und soziale Welt, selbst als ein aus Gegensätzlichem Vereintes.[2] „Diese Gegensätze schließen einander nicht aus, sondern bedingen einander wechselseitig. […] Die ewige Auflösung des Widerspruchs bringt Bewegung und Leben hervor".[3] Heraklit stützt sich ausschließlich auf Erfahrungswissen.

Der „Kampf" der Gegensätze bildet die Ursache für Bewegung und Veränderung. Die Formel Heraklits „Alles fließt" (altgriech. *„panta rhei"*) ist Ausdruck des dynamischen Werdecharakters der Welt. Angewandt auf Gesundheit und Krankheit ist der Mensch nach überstandener Erkrankung genau genommen ein anderer, die wieder erlangte Gesundheit ist eine andere, auch wenn wieder normalisierte Parameter darüber hinwegtäuschen können. *Aristoteles* (384 – 322 v. Chr.) schreibt, „[…] es (ist) Aufgabe einer Wissenschaft, das Seiende, insofern es seiend ist, zu betrachten. Denn alle Dinge sind entweder Gegenteile oder bestehen aus Gegenteilen […]".[4] An anderer Stelle heißt es bei Aristoteles: „Es besteht da die schwierige Frage, wie sich der Stoff jedes Einzelnen zu den Gegenteilen verhält. Zum Beispiel, wenn der Körper dem Vermögen nach gesund ist, die Krankheit aber der Gesundheit entgegengesetzt ist, ist dann der Körper dem Vermögen nach beides?"[5] Dieses Zitat zeigt, dass Aristoteles, der den Gedanken Heraklits vom Kampf der Gegensätze ablehnte, die Einheit der Gegensätze zumindest der Möglichkeit nach anerkannte.

Nach *Georg Wilhelm Friedrich Hegel* (1770–1831) ist die *Dialektik*

> „nicht nur ein äußeres Verfahren, sondern auch das innere Prinzip der Wirklichkeit und des Geschehens".[6] Hegel schreibt „alle Dinge (sind) […] an sich selbst widersprechend", der Widerspruch ist „das Prinzip aller Selbstbewegung", „die Wurzel aller Bewegung und Lebendigkeit; nur insofern etwas in sich selbst einen Widerspruch hat, bewegt es sich, hat Trieb und Tätigkeit",[7] „[…] die Bewegung (ist) der daseiende Widerspruch selbst".[8]

---

[1] Villey R, Brunet F, Valette G et al., Histoire de la Medicine. Paris 1978, dtsche. Ausgabe, Andreas Vlg. 1992, Bd. 1, 218.

[2] Metzler Philosophen-Lexikon, hrsg. v. Lutz B, Verlag J.B. Metzler Stuttgart 1995, 381.

[3] Villey R et al., a. a. O., 236.

[4] Aristoteles, Metaphysik IV. Buch 1004b, Reclam Stuttgart 1070, 87.

[5] Aristoteles, Metaphysik VIII. Buch 1044b, Reclam Stuttgart 1970, 216.

[6] Ulfig A, Lexikon der philosophischen Begriffe. Fourier Verlag Wiesbaden 1999, 269.

[7] Hegel GWF, Wissenschaft der Logik 2. Teil. Akademie-Verlag Berlin 1971, 58.

[8] Hegel GWF, a. a. O., 59.

Das Möglichkeitsfeld prophylaktischer und therapeutischer Maßnahmen wird vom Widerspruch zwischen den im Lebensprozess auftretenden Störungen und der nur begrenzten Kompensationsfähigkeit des Organismus gegenüber diesen Störungen bestimmt. Das heißt, dass sich in diesem Widerspruch die Störung als letztlich bestimmende Seite erweist. Organismisches Leben bedeutet Aufrechterhaltung der Stabilität durch fortwährende Kompensation der im Lebensprozess auftretenden Störungen. Zwischen der optimalen Kompensation von Störungen im Zustand der Gesundheit und dem Zusammenbrechen der Kompensationsfähigkeit mit dem Eintritt des Todes steht die nichtoptimale Kompensation von Störungen im Zustand der Krankheit. Wollte man Krankheit abschaffen, müsste die dauerhaft optimale Kompensation von Störungen erreicht werden, was jedoch an der Unmöglichkeit der Umwandlung des Organismus in ein *ideal-stabiles System* scheitert.

Der organismische Widerspruch zwischen Störung und Kompensation verschärft sich in dem Maße, wie Störungen zunehmen und Kompensationsfähigkeit abnimmt. Bei bezogen auf die Ganzheit fehlender Kompensation löst sich der Widerspruch unter Eintritt des Todes auf.

2.2   Entscheidungsfindung in der Medizin

In dem Standardwerk „Harrisons Innere Medizin" heißt es wie folgt:

> „[…] die wichtigsten ‚Handlungen' in der Medizin (sind) nicht Eingriffe oder Verordnungen, sondern Entscheidungsfindungen in Bezug auf Diagnostik und Behandlung, von denen alle weiteren Schritte abhängen. […] Allerdings existiert aufgrund der Vielfalt der Betrachtungsweisen kein einzelnes integratives Modell der klinischen Entscheidungsfindung."[9]

Das *Störungs-Kompensationskonzept* kann jedoch als integratives Modell zur Entscheidungsfindung in der Medizin gelten.

Obwohl im Störungs-Kompensationskonzept die Qualitätskriterien einer guten Theorie – Widerspruchsfreiheit (logische Konsistenz), semantische Konsistenz, Gehalt, Einfachheit, Wahrheit und empirische Adäquatheit – als erfüllt gelten können, scheint dieses wichtige medizintheoretische Konzept ungenügend bekannt zu sein.

Zu den Vorbereitern des Störungs-Kompensationskonzepts gehören die folgenden Wissenschaftlerpersönlichkeiten:

Der französische Physiologe *Claude Bernard* (1813–1878) hat das *Konzept des inneren Milieus* (franz. „milieu intérieur") erstellt, das später als Grundlage für das Verständnis der Homöostase diente. Wird das innere Milieu gestört, so versucht der Körper es auszubalancieren.

---

[9] Daniel B. Mark, John B. Wong, Entscheidungsfindung in der Medizin. In: Harrisons Innere Medizin, hrsg. von Longo, Fauci, Kasper u. a., 18. Aufl., Band 1, ABW 2012, 20.

Der russische Physiologe *Iwan Petrowitsch Pawlow* (1849–1936) verstand Krankheit als ein Nebeneinander von schädigenden Prozessen und physiologischen Schutzmaßnahmen des Organismus.[10]

Der US-amerikanische Physiologe und Psychologe *Walter Bradford Cannon* (1871–1945) entwickelte das *Konzept der Homöostase* und prägte den Begriff Kampf-oder-Flucht-Reaktion (engl. „fight-or-flight response"), eine Reaktion von Tieren auf Bedrohung.

Der australische Virologe *Frank Macfarlane Burnet* (1899–1985) erhielt 1960 den Medizin-Nobelpreis für die Entdeckung der erworbenen immunologischen Toleranz. Er formulierte 1970 die Immune-Surveillance-Hypothese, nach der Tumorzellen ständig gebildet und immunabwehrbedingt zerstört werden, bevor klinisch nachweisbare Tumore entstehen.

Hans Selye (1907–1982), ein österreichisch-kanadischer Mediziner und Biochemiker, entwickelte die Grundlagen der *Lehre vom Stress und vom allgemeinen Adaptationssyndrom*. Er verstand unter Stress die unspezifische Reaktion auf eine Anforderung und zeigte, dass der Körper auf Stress in drei Phasen reagiert – Alarmreaktion (Kampf-oder-Flucht-Reaktion), Widerstand (Anpassung des Körpers) und Erschöpfung (Verbrauch der Anpassungsenergie). *Selye* hat seinerzeit die medizintheoretische Bedeutung des von *Behr* und *Herrmann* entwickelten Störungs-Kompensationskonzepts in einem persönlichen Brief an die Autoren der Broschüre „Theoretische Probleme der Medizin" gewürdigt.

Franz Gabriel Alexander (1891–1964), ein ungarisch-US-amerikanischer Psychiater, untersuchte den Einfluss psychischer Faktoren auf Körperfunktionen und deren Störungen und gilt als *Vater der psychoanalytischen Psychosomatik*, der entdeckte, dass der Körper auf ungelöste Konflikte mit somatischen Störungen reagiert (psychosomatische Erkrankungen).

Der ungarisch-US-amerikanische Biophysiker und Physiologe *Georg von Békésy* (1899–1972) zeigte, dass die Störung der Hörfunktion durch verstärkte *Nutzung anderer sensorischer Mechanismen* ausgeglichen wird.

Bezüglich des Verständnisses von Störung und Kompensation bei Behr und Herrmann hat der israelisch-amerikanische Medizinsoziologe *Aaron Antonovsky* (1923–1994) mit seinem später publizierten Salutogenese-Modell einen ähnlichen Ansatz gewählt, jedoch eingeschränkt auf das sogenannte Kohärenzgefühl (bestimmte geistig-seelische Grundorientierung).[11]

Der Nobelpreis für Medizin 2011 wurde an drei Wissenschaftler für deren Arbeiten auf dem Gebiet angeborener und erworbener *Abwehrmechanismen*, d. h. organismischer Kompensation, vergeben.

Das Team um *Jules Hoffmann* entdeckte bei der Fruchtfliege Drosophila sieben Eiweißverbindungen, welche die Vermehrung eingedrungener Bakterien blockieren. Die Gruppe um *Bruce Beutler* entdeckte, dass Säugetiere ähnliche Rezeptoren produzieren wie Fruchtfliegen, um bei einer Infektion die Synthese entzündungs-

---

[10] Mette A, Krankheit. In: Wörterbuch der Medizin, hrsg. v. Zetkin M, Kühtz EH, Fichtel K, Volk Gesundh. Berlin 1964, 495.

[11] Antonovsky A, Unraveling the mystery of health. Jossey Bass 1987.

hemmender Eiweiße anzustoßen. Beutler konnte nachweisen, dass die Toll-like-Rezeptoren im angeborenen Immunsystem von Säugetieren für das Erkennen von Infektionen und das Auslösen der Entzündungsreaktion zuständig sind.

Ralph Steinmann entdeckte die sogenannten dendritischen Zellen, die sich unter Haut und Schleimhäuten im Blutstrom befinden, die Information über Erreger (Antigen) ins Lymphsystem transportieren und damit die T-Zellen-Produktion induzieren. Steinmann markierte dendritische Zellen mit Tumormerkmalen, impfte gegen körpereigene Tumorzellen und konnte einen Wachstumsstopp, seltener eine Rückbildung des Tumors erreichen.

Die Arbeiten *Steinmanns* können zusätzlich als Beleg für das Wirken von Entwicklungsursachen gelten.

Aus der Relation von Störung und Kompensation ergeben sich Entscheidungen und Erwartungen. Störung und Kompensation verhalten sich gegensätzlich zueinander, bedingen sich jedoch gleichzeitig wechselseitig. Störungen, die organismisch nicht oder nur bedingt kompensierbar sind und somit ein Stabilitätsrisiko darstellen, bedürfen medizinischer Intervention auf Basis von Entscheidungsfindung und Erwartung.

Das tatsächliche Wirken des Widerspruchs zwischen Störung und Kompensation als Treiber, Erhalter und Zerstörer lässt sich bei näherer Analyse medizinischer Sachverhalte für Gesundheit und Krankheit nachweisen.

Die Determination einer **normalen** Leistung des Organismus[12] vollzieht sich im Widerspruch zwischen normalem und gestörtem Substrat auf der Grundlage eines **adäquaten** Verhältnisses zwischen den widerspruchsbildenden Komponenten. Ein solches Verhältnis ist dadurch charakterisiert, dass der Organismus die durch Substratstörungen ausgelösten Störungen im Wirkungsmechanismus der Ursache der organismischen Leistung in Bezug auf letztere aufzuheben vermag.

Die Determination einer **gestörten** Leistung des Organismus realisiert sich im Widerspruch zwischen normalem und gestörtem Substrat auf der Grundlage eines **inadäquaten** Verhältnisses zwischen den widerspruchsbildenden Komponenten. Für ein derartiges Verhältnis ist typisch, dass der Organismus die durch Substratstörungen ausgelösten Störungen im Wirkungsmechanismus der Ursache der organismischen Leistung in Bezug auf die letztere nicht oder nur bedingt zu kompensieren vermag.

Bei Entscheidungen und Erwartungen kann als zielführend gelten, die Störungs-Kompensations-Relation zu bestimmen und davon ausgehend Strategie(n) und Ansätze mit dem voraussichtlich besten Ergebnis zu wählen.

Der zu erwartende Nutzen (Erfolg) steigt mit der Kompensierbarkeit bzw. Eliminierbarkeit von Störungen.

Der Widerspruch zwischen Störung und Kompensation in der biopsychosozialen Einheit Mensch bildet das grundlegende Geschehen.

Den auf Selbsterhalt ausgerichteten Systemen liegt der Widerspruch zwischen Störung und Kompensation zugrunde, wobei sich dieser auf alle Ebenen bezieht.

---

[12] Die Begriffe Organismus oder organismisch werden vom Verfasser verkürzt angewendet und beziehen sich stets auf die biopsychosoziale Einheit des Menschen.

Dass sich Störung und Kompensation unter dialektischem Aspekt als Einheit und Gegensatz erweisen, sei an dem folgenden, vereinfacht dargestellten Beispiel ausgeführt:

Als Störung wird ein akuter Blutverlust angenommen, der durch Vasokonstriktion und Zentralisation kompensiert wird. Das einheitsbildende Moment wird durch den Blutkreislauf repräsentiert. Das gegensatzbildende Moment besteht in der Blutgefäßengstellung (Kompensation), die dem Volumenmangel (Störung) entgegenwirkt. Bis zu 20 % Blutverlust kann der gesunde Erwachsene im Liegen durch Vasokonstriktion von Nieren, Haut, Splanchnikusgebiet und Venen tolerieren (Kompensationsbreite). Ein weiterer nachgeordneter Kompensationsmechanismus des Organismus besteht in der Verschiebung der interstitiellen und extravasalen Flüssigkeit in das Gefäßsystem, sodass das intravasale Flüssigkeitsvolumen wiederhergestellt wird. Der akute Blutverlust kann vom Organismus nur innerhalb bestimmter Grenzen kompensiert werden. Der tödlich verlaufenden Grenzüberschreitung kann ärztlicherseits durch Stoppen der Blutungsquelle (Störungsbeseitigung) sowie Volumen- und Blutersatz (Kompensationssubstitution) entgegengewirkt werden.

Das Beispiel zeigt das Wirken des Widerspruchs von Störung und Kompensation im Organismus und dessen Konsequenzen für das ärztliche Handeln.

Ein weiteres Beispiel sei aus der Geburtsmedizin gewählt – das Kopf-Becken-Missverhältnis (zephalopelvines Missverhältnis). Bei der Geburt muss der kindliche Kopf das mütterliche Becken passieren. Ist dafür der Kopf zu groß oder das Becken nicht weit genug, so besteht ein zephalopelvines Missverhältnis. Diese Konstellation ist anatomisch durch die Maße des mütterlichen knöchernen Beckens und die Größe der kindlichen Schädelkalotte sowie funktionell durch ungenügende Adaptationsvorgänge des kindlichen Kopfs bezüglich maximaler Formübereinstimmung in der Beckenhöhle gemäß dem Gesetz des geringsten Zwangs gegeben. Während beim absoluten Missverhältnis die Passage des Geburtskanals trotz optimaler Anpassungsvorgänge nicht möglich ist, besteht beim relativen Missverhältnis eine ungenügende Anpassung an die anatomischen Bedingungen des Geburtskanals.[13] Diese Anpassungsvorgänge entsprechen der organismischen Kompensationsleistung, die sich gegenüber dem absoluten Missverhältnis als inadäquat erweist und durch Kaiserschnittentbindung substituiert werden muss. Ohne Kaiserschnitt würde es bei der Kreißenden letztlich zum Wehensturm mit Zerreißung der Gebärmutter, innerer Verblutung und Tod von Mutter und Fetus kommen, sofern die drohende Uterusruptur nicht rechtzeitig erkannt und unverzüglich behandelt wird. Es zeigt sich an diesem Beispiel, dass die organismische Kompensation durch Wehensturm erneut störungssetzend wirkt. Eine solche Wirkungsumkehr zur Störung gibt es auch bei anderen organismischen Kompensationen.

Ein drittes Beispiel für das Wirken des Widerspruchs zwischen Störung und Kompensation sei aus der Kardiologie bezüglich der Verengung von Koronararterien einerseits und Kollateralgefäßen andererseits angeführt. „Regionale Per-

---

[13] Seelbach-Göbel B, Zephalopelvines Missverhältnis. In: Geburtshilfe und Perinatalmedizin, hrsg. v. Rath, Gembruch, Schmidt. Thieme 2010, 590.

fusionsstörungen des Myokards sind erst zu erwarten, wenn eine Koronarstenose bei Fehlen von effektiven Kollateralgefäßen > 50 % des Gefäßquerschnitts einengt. Sind > 75 % des Gefäßquerschnitts eingeengt (kritische Stenose), so ist beim Fehlen von kompensatorisch wirkenden Kollateralen die Koronarreserve erschöpft und es resultiert eine belastungsabhängige Angina pectoris".[14] Es besteht so eine Inadäquatheit, die organismisch nicht mehr kompensierbar ist, sodass eine Störungsbeseitigung der Koronarstenose durch perkutane transluminale koronare Angioplastie (Ballonkatheterdilatation mit nachfolgender Stentimplantation) oder eine Kompensationssubstitution durch aortokoronare Bypass-Operation (Überbrückung der Koronarstenose unter anderem mittels A. thoracica interna) indiziert ist.[15]

2.3   Erwartung in der Medizin

Unter Erwartung ist in der Medizin die prognostizierte Wahrscheinlichkeit eines bestimmten Behandlungsergebnisses oder Krankheitsverlaufs zu verstehen, wobei Erwartung auf Studiendaten und/oder Erfahrung basiert.

Erwartungsbildung unter Unsicherheit bedeutet, dass nicht alle relevanten Informationen vorliegen, sodass ein Risiko für die Wahrscheinlichkeit eines unerwünschten Ergebnisses besteht.

Erwartung wird in der Psychologie unter zwölf „Facetten" (Merkmalen) betrachtet, die sich zum einen auf das „vorgestellte Ereignis" und zum anderen auf die „Vorstellung" eines Ereignisses beziehen.[16]

Zum vorgestellten Ereignis gehören die folgenden Facetten der Erwartung: Bewertung, subjektive Wahrscheinlichkeit, zeitliche Nähe, zeitliche Dauer und Wichtigkeit.[17]

Zur Vorstellung eines Ereignisses werden die folgenden Facetten angegeben: Intensität der Emotion, Auftretenshäufigkeit, Gültigkeit, Generalisiertheit, Differenziertheit, Stabilität und Änderbarkeit.[18]

Übertragen auf die Medizin kann das vorgestellte Ereignis mit dem erwarteten Ergebnis einer diagnostischen, therapeutischen oder prophylaktischen Maßnahme identifiziert werden, die Vorstellung eines Ereignisses dürfte dagegen den *Erwartungsprozess* (Antizipation) betreffen.

Erwartung in der Medizin beinhaltet die arzt- und patientenseitige *Antizipation* (kognitive Vorwegnahme) des Behandlungsergebnisses einschließlich dessen Prognose. Während die *ärztliche Antizipation* auf individueller Befunderhebung, wissenschaftlich gesicherten Daten und Erfahrungswerten beruht, gründet die *patientenseitige Antizipation* auf fachmedizinischer Information (persönliche Aufklärung, AWMF-Leitlinien) und Vertrauen in die Kompetenz des Arztes.

---

[14] Herold G et al, Innere Medizin. Herold Köln 2022, 238.

[15] Herold G et al, a. a. O., 246.

[16] Westhoff K, Erwartungen und Entscheidungen. Springer 1985, 13.

[17] Westhoff K, a. a. O.

[18] Westhoff K, a. a. O.

Die zwölf Merkmale (Facetten) zur Erwartung in der Psychologie[19] können auch für die Medizin als relevant gelten. Die nachfolgenden Merkmale wurden dem Verständnis von Karl Westhoff[20] entsprechend wiedergegeben.

Der *Bewertung* wird in der Psychologie zentrale Bedeutung eingeräumt und sie wird als Prozess verstanden. Es geht darum, ob ein Ereignis qualitativ als gut oder schlecht eingestuft und quantitativ mit welchem Ausprägungsgrad angegeben wird. Letzteres verlangt einen komplizierten Vergleichsprozess, der zu Fehler- und Verzerrungstendenzen neigt.

Die Bewertung kann analog in der Medizin auf den *Abgleich* zwischen entscheidungsbezogener Erwartung des Patienten und tatsächlichem Ergebnis bezogen werden. Der Arzt unterzieht erwartete diagnostische Ergebnisse sowie Ergebnisse nach therapeutischen oder prophylaktischen Maßnahmen einer *Reevaluation*. Dieser ist mit der ärztlichen Antizipation die Evaluation vorausgegangen.

Subjektive Wahrscheinlichkeit: Sie bezieht sich auf das Eintreten eines vorgestellten möglichen zukünftigen Ereignisses. Das erforderliche Erstellen einer subjektiven Wahrscheinlichkeit, „[...] ein Ereignis mehrfach wahrzunehmen und die Bedingungen, unter denen es auftritt, kognitiv zu verarbeiten [...] (ist) gerade bei sehr wichtigen persönlichen Entscheidungen oft nicht gegeben, so dass es zu krassen Fehlentscheidungen kommen kann, die später bereut werden."[21] Unter subjektiver Wahrscheinlichkeit ist die persönliche Einschätzung bzw. Überzeugung für das Eintreten oder Nichteintreten eines Ergebnisses zu verstehen. Einer persönlichen Fehleinschätzung zum entscheidungsgemäßen Ergebnis wird in der Medizin durch Beachten von Risiken, Indikationsstellung und Aufklärung entgegengewirkt. Trotzdem kann es zu Enttäuschung und Bereuen der Entscheidung kommen.

Zeitliche Nähe: Die Vorstellung von einem zeitnahen möglichen zukünftigen Ereignis beeinflusst das Verhalten mehr als ein zeitfernes Ereignis. „Alle als *angenehm* bewerteten Folgen z. B. des Zigarettenrauchens treten sehr schnell und mit größter subjektiver Wahrscheinlichkeit ein. Alle als unangenehm bewertete Folgen, z. B. Lungenkrebs oder Raucherbein, sind zeitlich sehr fern und treten mit geringer subjektiver (und objektiver) Wahrscheinlichkeit ein."[22] Es gibt offenbar eine große Schwierigkeit, sich zeitlich entfernte ungünstige Ereignisse vorzustellen. Die *Antizipationsschwäche* für zu erwartende fernliegende Behandlungsergebnisse findet sich auch bei Patienten insbesondere bei der Gesundheitsvorsorge oder bei Langzeitnebenwirkungen medikamentöser Therapien.

Zeitliche Dauer: Mit zunehmender Dauer eines Ereignisses erhöht sich dessen Einfluss auf das Verhalten. Dies ist auch unter Bezug auf Patienten anwendbar, insofern anhaltender Leidensdruck (z. B. bei Makromastie oder Harninkontinenz) die Ergebniserwartung erhöht.

Wichtigkeit: Ein Maß dafür bildet, inwieweit ein vorgestelltes Ereignis „zum Erreichen von eigenen Zielen und der Verwirklichung von persönlichen Werten dien-

---

[19] Westhoff K, a. a. O., 13–43.
[20] Westhoff K, a. a. O., 13–43.
[21] Westhoff K, a. a. O., 23.
[22] Westhoff K, a. a. O., 28.

lich ist".[23] Auch dieses Merkmal hat Relevanz in der Medizin, man denke an die zentrale Erwartungshaltung von Patienten in Bezug auf Maßnahmen im Rahmen der Onkologie oder Rehabilitation.

Intensität der Emotion: Die Vorstellung von einem möglichen zukünftigen Ereignis kann mit unterschiedlich starken Gefühlen verbunden sein. Dieses Merkmal der Erwartung kann auch für die Medizin als zutreffend gelten; so kann beispielsweise die Ergebniserwartung nach abklärender Untersuchung bei Krebsverdacht von unterschiedlich starken Emotionen begleitet sein.

Auftretenshäufigkeit: Diese hat besondere Bedeutung bezüglich der Gewichtung von Vorstellungen möglicher zukünftiger Ereignisse. In der Medizin kann dieses Merkmal bezüglich der Frequenz intermittierender Beschwerden bzw. Symptome sowie der Behandlungsergebnisse wegweisend für die Erwartung sein. Ein Grad an Gewissheit, empirischer Wahrheit, kann durch fortgesetzte Bestätigung der Erwartung erlangt werden.[24]

Gültigkeit: Bei diesem Merkmal geht es darum, inwieweit die Vorstellung von einem möglichen zukünftigen Ereignis objektiv zutreffend ist oder nicht bzw. ob nur das Individuum (Konfidenz) hierzu aussagen kann. Bezogen auf die Medizin bedeutet dies, inwieweit die vorgestellte Ergebniserwartung *tatsächlich* erreicht werden kann.

Generalisiertheit: Je nach dem Grad der Generalisiertheit können sich Erwartungen auf eine spezifische Situation oder auf viele verschiedene Situationen beziehen.[25] Dieses Erwartungsmerkmal findet sich auch in der Medizin, indem enttäuschte Erwartungen mit einem Medikament oder einem Verfahren unzulässig verallgemeinert werden (negative Generalisierung). Als Beispiel seien seltene Nebenwirkungen der Impfstoffe gegen SARS-CoV-2-Infektionen angegeben, die bei der Covid-19-Pandemie generalisiert teils zur Ablehnung der Impfung führten. Infrage steht in der Medizin meist die generelle Geeignetheit einer Behandlung, bei bestimmten Indikationen relevante Wirkungen zu erzielen.

Differenziertheit: Diese meint, ob sich eine Person zukünftige Ereignisse eher global oder eher differenziert vorstellen kann. Durch Differenziertheit im Antizipationsprozess sollen Enttäuschungen nach Realisation von Entschlüssen vermieden werden. In der Medizin spielt das Merkmal Differenziertheit eine wichtige Rolle in der Ergebniserwartung, unter anderem bezüglich der Symptom- und Befundbeseitigung sowie möglicher Nebenwirkungen und Komplikationen.

Stabilität: Diese meint das unveränderte Aufrechterhalten von Erwartungen über einen bestimmten Zeitraum ohne systematische Versuche zu deren Änderung. In der Medizin seien analog als Beispiele Therapietreue (Compliance) bei Dauermedikation oder Suchtmittelabstinenz angeführt.

Änderbarkeit: Diese wird bestimmt vom Grad der Änderungsresistenz gegenüber systematischen Änderungsversuchen. Erwartungen und deren Facetten sind umso schwerer zu ändern, je mehr überzeugt eine Person von deren Gültigkeit ist. Das

---

[23] Westhoff K, a. a. O., 30.

[24] Riedel R, Strukturen der Komplexität. Springer 2000, 61.

[25] Westhoff K, Erwartungen und Entscheidungen. Springer 1985, 37.

kann auch für die Medizin als zutreffend gelten, insofern Änderbarkeit umso weniger angestrebt wird, je effizienter sich eine Behandlungsmaßnahme in der Ergebniserwartung darstellt.

2.4 Organismische Teil-Ganzes-Relation[26]

Hätten sämtliche Teile des Organismus gleichgroße Bedeutung für dessen Stabilität, so wäre die pathologische Veränderung eines Teils gleichbedeutend mit einer Störung bzw. dem Versagen der Gesamtfunktion. Gesundheit hätte dann die völlige Intaktheit aller organismischen Teile zur Voraussetzung, so wie Krankheit sich dann stets als Störung der Gesamtfunktion des Organismus äußern würde. Wäre also der Zustand der Gesundheit an die völlige Intaktheit sämtlicher organismischer Teile gebunden, gäbe es praktisch nur kranke Organismen, da sich immer auch pathologische Veränderungen oder Ausfälle organismischer Teile nachweisen lassen. Im Fall eines abgekapselten tuberkulösen Herdes oder im Frühstadium eines Karzinoms liegen pathologische Veränderungen organismischer Teile vor, die mit einer normalen Gesamtfunktion des Organismus einhergehen. Durch das fortschreitende Karzinomwachstum mit Ausbreitung kommt es absehbar zu einer Störung der Gesamtfunktion des Organismus. Der Norm als Kriterium für die Unterscheidung von Gesundheit und Krankheit muss das Stabilitätsoptimum der organismischen Ganzheit zugrunde gelegt werden. Anhand von Normwerten einzelner organismischer Parameter kann zwischen normalen und pathologischen Parametern, nicht jedoch zwischen Gesundheit und Krankheit unterschieden werden. Das Vorliegen pathologisch veränderter Teile darf nicht mit der Existenz von Krankheit gleichgesetzt werden, andererseits resultiert hieraus, dass Krankheit nicht in jedem Fall mit einer Störung des Wohlbefindens einherzugehen braucht.

Aus der Tatsache, dass der Organismus zahlreiche pathologische Veränderungen von Teilen zu kompensieren vermag, wird verständlich, dass sich der Organismus auch bei Wohlbefinden im Zustand der Krankheit befinden kann. Realiter vollzieht sich die Entwicklung zahlreicher Erkrankungen, wie z. B. bei Arteriosklerose oder Krebs, über einen längeren Zeitraum, ohne dass das Wohlbefinden gestört ist. Da die Heilungschancen dieser Erkrankungen umso größer sind, je früher sie erkannt und therapeutisch angegangen werden, ist es von zentraler praktischer Bedeutung, dass nicht nur in dem beeinträchtigten Wohlbefinden, sondern auch in einem fortschreitenden pathologischen Prozess das Kriterium der Krankheit gesehen wird.

Um das Wesen von Gesundheit und Krankheit zu erfassen, muss davon ausgegangen werden, dass die organismische Ganzheit innerhalb gewisser Grenzen gegenüber pathologischen Veränderungen von Teilen und deren Ausfällen relativ autonom ist. Der Grund dafür, dass organismische Systeme stabiler als zahlreiche ihrer Teile sind, besteht in der Redundanz und Adaptationsfähigkeit organismischer Systeme. *Redundanz* bedeutet, dass bei Störungen oder Ausfällen von Teilen deren Funktion in hohem Maße von Teilen der gleichen oder übergeordneten Organisations-

---

[26] Behr W, Herrmann U, Probleme der theoretischen Medizin. Volk Gesundh 1976.

ebene mit übernommen werden und somit der Funktionsausfall überhaupt nicht oder nur in gedämpfter Form auftritt. So arbeiten z. B. bestimmte Organe unter Normalbedingungen mit erheblicher Leistungsreserve oder sind paarig angelegt. Sobald die Reservekapazität dieses Puffers überschritten wird, reagiert der Organismus zusätzlich mit der Auslösung adaptiver Prozesse. So können z. B. Anastomosen in Kollateralen bei Durchblutungsstörungen umgebildet, die Hämatopoese in den Röhrenknochen bei Störung der blutbildenden Funktion in den platten Knochen aktiviert sowie harnpflichtige Substanzen über Lunge, Haut und Darm bei fortgeschrittener Niereninsuffizienz ausgeschieden werden. Eine beliebige Störung organismischer Teile muss Redundanz und Adaptation der organismischen Ganzheit durchbrechen, um sich auf die Gesamtfunktion auswirken zu können.

Entscheidung und Erwartung aus ärztlicher Sicht

3

Inhaltsverzeichnis

3.1   Entscheidungsstrategien

3.1.1   Störungs- und kompensationsbasierte Antizipation

Entscheidung und Erwartung sind die beiden wichtigsten Kategorien im Denken und Handeln bei Arzt und Patient.

In der entscheidungsgemäßen Antizipation der Erwartung spielt das Störungs-Kompensationskonzept eine zentrale Rolle (Abb. 3.1).

Ärztliche Entscheidungen werden getragen von Erwartungen des Entscheiders an das Behandlungsresultat. Die **Antizipation** ist eine komplexe Variable, die von unterschiedlichen Faktoren bestimmt wird. Zu diesen gehören ärztliche Denkweise (Störungs-Kompensationskonzept) und Erfahrung, evidenzbasierte Medizin, Benefizienz, Patientenrechte, Einfluss von Kostenträgern, gesellschaftliche Normen (Streben nach Gesundheit, Vorsorge und Fairness im Zugang zu medizinischer Versorgung).

Die erwartungsbasierte Vorbereitung bildet die Klammer zur Entscheidung, d. h. die Erwartung spiegelt sich im Entscheiden wider.

© Der/die Autor(en), exklusiv lizenziert an Springer-Verlag GmbH, DE, ein Teil von Springer Nature 2025
F. U. Herrmann, *Entscheidung und Erwartung in der Medizin*,
https://doi.org/10.1007/978-3-662-71599-4_3

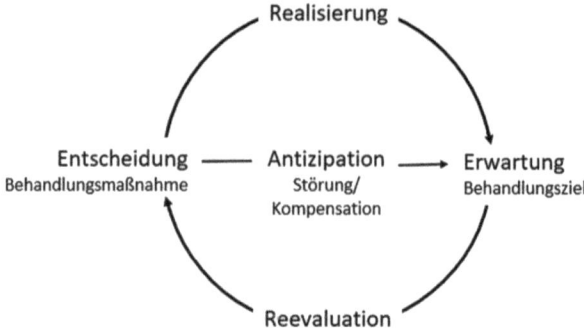

Abb. 3.1 Darstellung des Zusammenhangs zwischen ärztlicher Entscheidung und Erwartung über störungs- und kompensationsbasierte Antizipation, Realisierung und Reevaluation. Das Diagramm zeigt den Zusammenhang zwischen ärztlicher Entscheidung und Erwartung unter drei Aspekten – der Antizipation, Realisierung und Reevaluation. Dargestellt ist die Rückwirkung der Reevaluation auf die Entscheidung und damit auf Antizipation und Realisierung. Die Antizipation erscheint medizintheoretisch durch das Störungs-Kompensationskonzept gestützt

„Damit die Entscheidungstheorie einem Entscheider überhaupt helfen kann, rationale Entscheidungen zu treffen, muss er gewisse Mindestanforderungen hinsichtlich der Bildung von *Präferenzvorstellungen* über die Ergebnisse erfüllen."[1]

Reevaluation heißt Neubewertung der Entscheidung. Als Beispiel sei die Hämodialyse wegen chronischer Niereninsuffizienz angenommen. Durch Reevaluation wird die individuelle Effizienz der erfolgten Entscheidung beurteilt, wobei es um drei Kriterien geht: klinische Daten (unter anderem Wohlbefinden, Blutdruck, Anämiegrad, Kalzium-Phosphat-Produkt), Bestimmung des Quotienten aus Harnstoff-Clearance des Dialysators multipliziert mit Dialysedauer zu Harnstoffverteilungsvolumen des Patienten und Bestimmung des Ausmaßes des Proteinumsatzes.[2]

Das Spektrum der *Strategien*, *Prinzipien*, *Ansätze* und *Missverhältnisse* entsprechend dem Störung-Kompensationskonzept kann zusammengefasst der folgenden Übersicht entnommen werden.

Strategien:		Störungsausschaltung	Kompensationssteigerung
Prinzipien:		Barrierebildung	Substitution (Ersatz)
		„Ausweichen"	Aktivieren/Hemmen
		Beseitigen/Entfernen	Reparatur (Restitution)
Ansatzmodus:		einseitig oder/und zweiseitig; einfacher/mehrfacher	
		symptomatisch/kausal bezogen ggf. auf	
		Entstehungs-, Existenz- und/oder Entwicklungsursache	
		invasiv oder nichtinvasiv	
		prophylaktisch oder therapeutisch	
Missverhältnisse,	absolute:	Kompensation fehlt	
	relative:	Störung > Kompensation	
	kumulative:	inadäquate Kompensation wird zur Störung	
	widersprüchliche:	adäquate Kompensation wird zur Störung	

---

[1] Laux H, Gillenkirch RM, Schenk-Mathes HY, Entscheidungstheorie. Springer Gabler2012, 41.
[2] Herold G et al, Innere Medizin. 2022, 644.

Erwartung umfasst die bezogen auf einen bestimmten Patienten bzw. individuelle Behandlungssituation nur begrenzt mögliche Vorhersehbarkeit der Wirkung entscheidungsgemäßer Maßnahmen *(Prädiktion).* Die Begrenztheit ist vor allem auf Individualspezifität, organismische Komplexität und nichtlineare Dynamik sowie nur bedingte Übertragbarkeit von an großen Gruppen gewonnener Daten – gegebenenfalls trotz berücksichtigter Ein- und Ausschlusskriterien – auf den einzelnen Patienten zurückzuführen. Diese so gewonnenen Daten bieten für Entscheidung und Erwartung im Einzelfall allerdings eine wichtige Orientierung zur *Erfolgswahrscheinlichkeit* der beabsichtigten medizinischen Maßnahme.

In der Psychologie werden zwölf *Facetten* (Merkmale) der Erwartung angegeben (s. o.), die auch für die Medizin anwendbar sind.

3.1.2 Medizinischer Standard

Nach *D. Hart*[3] basiert der *Standard in der Medizin* auf drei Elementen (Bestimmungskriterien): *wissenschaftliche Erkenntnis, ärztliche Erfahrung* und *professionelle Akzeptanz.* Das gilt für ärztliche Behandlungen ohne Bezugnahme auf einen ganz bestimmten Patienten. Für diesen ist der *individuelle Standard* maßgebend: „Ganz grundsätzlich gilt es zu beachten, dass der Arzt bei der Behandlung stets auf einen bestimmten Patienten mit individuellen gesundheitlichen Voraussetzungen und Problemen trifft. Die Situations- und Umstandsabhängigkeit des Standards gebietet es, diese Besonderheiten auf Seiten des Patienten zu berücksichtigen. Der Arzt ist im Einzelfall mit einer konkreten Behandlungsaufgabe konfrontiert, von der der Standard auszugehen hat. Einen allgemeingültigen Standard kann es nicht geben, nur einen Standard für die Behandlung des jeweiligen Patienten."[4]

Die ärztliche Entscheidung wird von individuellem Standard, patientenseitiger *Selbstbestimmung* und von *Benefizienz* bestimmt.

Für das Ermitteln des individuellen Standards kann das Störungs-Kompensationskonzept zugrunde gelegt werden. Dadurch ist es möglich, die besonderen störungskompensationsbezogenen Voraussetzungen im Einzelfall festzustellen und demgemäß strategisch effizient unter Nutzung geeigneter Prinzipien und Ansätze zu entscheiden (Übersicht s. o.).

Von der Arbeitsgemeinschaft Medizinrecht der DGGG und dem Arbeitskreis Ärzte und Juristen der AWMF wurde *Standard* wie folgt definiert:

> „Standard ist das, was objektiv in der wissenschaftlichen Diskussion der beteiligten Fachkreise und in praktischer Bewährung als erfolgversprechender Weg zum diagnostischen und therapeutischen Erfolg anerkannt ist und was subjektiv ein durchschnittlich qualifizierter, gewissenhafter und besonnener Arzt an Kenntnissen, Können, Aufmerksamkeit und Leistung auf der jeweiligen Versorgungsstufe erbringen kann und muss."

---

[3] Hart D, Haftungsrecht und Standardbildung in der modernen Medizin. MedR 2016, 669–675.
[4] Jansen C, Der Medizinische Standard. Springer 2019, 50.

Im *Patientenrechtegesetz* vom 25. Februar 2013 (Gesetz zur Verbesserung der Rechte von Patientinnen und Patienten) wird der Facharztstandard als Sorgfaltsmaßstab ärztlicher Behandlungsmaßnahmen definiert. Soweit sich in einem Bereich noch kein Standard entwickelt hat, ist die Sorgfalt eines vorsichtigen Behandelnden einzuhalten.

3.1.3 Evidenzbasierte Medizin

Nach *David L. Sackett* et al.[5] wird unter evidenzbasierter Medizin (EbM) „die gewissenhafte, explizite und vernünftige Nutzung der aktuell besten Belege für die Entscheidungsfindung zur Behandlung individueller Patienten" verstanden.

AWMF[6]-Leitlinien der Stufe 3 orientieren sich fast ausschließlich an externer Evidenz.

Ergebnisse randomisierter kontrollierter Studien (RCT) lassen sich nur näherungsweise auf *den jeweiligen bestimmten* Patienten übertragen: Ein- und Ausschlusskriterien sollen Vergleichbarkeit herstellen, wobei die komplexe Individualität des Patienten vernachlässigt werden muss. Studienbedingungen gleichen nicht denen im praktischen Versorgungsalltag. Patientenpräferenzen und Erfahrungswissen (interne Evidenz) bleiben unberücksichtigt.

Die jeweils aktualisierten *AWMF-Leitlinien* sind sowohl Ärzten als auch allen interessierten Personen, insbesondere Patienten über Internet zugängig.

Zu „*evidence-based Medicine*" hat sich in den vergangenen Jahren als Alternative „*evidence-based Practice*" (EbP) entwickelt, die der Integration bester externer Evidenz, individueller klinischer Expertise und *Patientenpräferenz* entspricht. EbP bietet einen über die *Efficacy-Forschung* (labornahe Wirkforschung) bei EbM hinausgehenden methodisch breiteren Ansatz. So ist in klinischer Expertise auch Einfühlungsvermögen (*Empathie*), theoriebezogenes Zuordnen von Einzeldaten, Bewerten theoretischer Annahmen und Erklärungsmodelle eingeschlossen. Des Weiteren erfolgt bei EbP eine Bewertung der Behandlungsergebnisse durch den Patienten selbst (Lebensqualität).[7]

EbM erhebt den Anspruch, die „Schnittmenge dreier Wirkbereiche" zu sein – „Wünsche des Patienten, individuelle Expertise des Arztes und durch wissenschaftliche Forschung gewonnene Evidenz" – jedoch ist EbM weder patientenbasiert noch schließt sie die individuelle Erfahrung des Arztes ein.[8]

„Die Integration der individuellen Expertise des Entscheiders und der externen Evidenz bleibt intransparent und ist fehleranfällig."[9]

---

[5] Evidence based medicine: what is and what isn't. BMJ 1996; 312:71.

[6] AWMF - Arbeitsgemeinschaft der Wissenschaftlichen Medizinischen Fachgesellschaften e.V. Es handelt sich um den deutschen Dachverband von 184 Fachgesellschaften der Medizin.

[7] Pfennig A, Hölter G, Evidence-based Medicine ist der Goldstandard der Leitlinienentwicklung (Pro/Kontra). Psychiat Prax 2011; 38: 218–220.

[8] Eichler M et al, Evidenzbasierte Medizin: Möglichkeiten und Grenzen. Dtsch Ärztebl 2015; 112 (51–52): A-2190 / B-1801 / C-1747.

[9] Wirtz M, 02.10.2022, Stichwort „Evidenzbasierung". www.ebm-netzwerk.de.

Kritiker der EbM sehen in komplexen Studien ein hoch artifizielles Milieu, die keineswegs die Wirklichkeit der Mehrheit der Patienten widerspiegeln müssen. Die *biologische Variabilität* des Menschen führt dazu, „dass Untersuchungsergebnisse aus Studien in der Medizin nie ein Ergebnis wie etwa in der Physik haben können. Auch die Anwendung komplexer mathematischer Methoden ändert daran nichts. Bewertungsagenturen, wie das *Cochrane-Zentrum* oder die *Health Technology Agency*, behaupten, durch die systematische Durchsicht der Literatur dieses Problem zu überwinden und Einsichten aus der Literatur zu destillieren [...] Ein Beleg für die Effektivität dieses Vorgehens in Bezug auf die Verbesserung des Gesundheitszustandes der Bevölkerung steht allerdings aus."[10]

3.1.4 Drei Phasen – Entscheidungsfindung, Fällen und Realisieren der Entscheidung

Die Entscheidung umfasst die *Entscheidungsfindung* und das *Fällen der Entscheidung*, nicht dagegen das *Realisieren der Entscheidung*. Mit der gefällten Entscheidung kann der Entscheidungsprozess als abgeschlossen gelten. Es folgt die praktische Umsetzung der Entscheidung, die Realisierungsphase der Entscheidung. In der Medizin entsprechen die Entscheidungsfindung der *Indikationsprüfung,* die gefällte Entscheidung der *Indikationsstellung.* Die Entscheidungsfindung kann sich mehr oder weniger als abgeschlossen, evidenzbasiert oder analog erweisen. Der Patient kann durch umfassende Information und Einbezug seiner Präferenzen soweit in die Entscheidungsfindung einbezogen sein, dass er die Entscheidung mitträgt. Es handelt sich dann um die sogenannte *partizipative Entscheidungsfindung.* Das Umsetzen der Entscheidung ist an das Vorhandensein jeweils bestimmter personeller, technischer bzw. medikamentöser Voraussetzungen gebunden. Bei partizipativer Entscheidungsfindung wird der Patient zwar in den Entscheidungsprozess eingebunden, jedoch bleibt die Verantwortung beim Arzt.

Die drei Phasen – Entscheidungsfindung, -fällen und -umsetzung – können gegebenenfalls zeitlich extrem komprimiert ablaufen, wenn es um akute lebensbedrohliche Störungen oder Situationen geht (z. B. Schock; fetale Notlage) – jedoch kann die Entscheidungsfindung (z. B. Brustwiederaufbau nach Brustentfernung) auch zeitlich mehr oder weniger versetzt erfolgen oder die Entscheidungsumsetzung (z. B. adjuvante antihormonelle Therapie bei Brustkrebs) über einen längeren Zeitraum gehen.

Die Indikationsprüfung für einen operativen Eingriff bezieht sich auf vier Komplexe: a) Patient (Befund, Befinden, Begleiterkrankungen, Belastbarkeit), b) vorliegende Erkrankung (Spontanverlauf), c) konservative Alternativen (medikamentös, physiotherapeutisch), d) vorgesehene Operation (Komplikationen, Folgen).[11]

---

[10] v.Wichert P, Evidenzbasierte Medizin: Begriff entideologisieren. Dtsch Ärztebl 2005;102: C1242–43.

[11] Menke H u. Koslowski L, Indikation und Kontraindikation des operativen Eingriffs. In: Koslowski, Bushe, Junginger, Schwemmle, Die Chirurgie. Schattauer Stuttgart 1999, 9.

Es wird zwischen absoluter und relativer Indikation unterschieden. Bei der absoluten Indikation ist die Entscheidung zwingend und meist alternativlos (Beispiel: drohende Uterusruptur → Kaiserschnitt), während bei der relativen Indikation kein zwingender Grund und eine alternative Entscheidungsmöglichkeit bestehen.

Das Fällen der Entscheidung ist ein relativ momentaner Akt. Eine Entscheidung fällen dürfte der früheren etymologischen Bedeutung von *Entschließen* im Sinn von Etwas-Aufschließen nahekommen. In der ärztlichen Dokumentation heißt es oft treffend Entschluss zu einer jeweiligen Maßnahme.

Die Entscheidungsfindung wird von voraussichtlicher Evaluation mit dem wahrscheinlich Erwartbaren, Anzustrebenden begleitet. Nach realisierter Entscheidung kann deren Folge (Ergebnis) gegenüber dem Erwarteten vergleichend festgestellt werden.

In der medizinischen Praxis ist eine getroffene, noch nicht realisierte Entscheidung sowohl vonseiten des Patienten *widerrufbar* als auch des Arztes *korrigierbar*. Gründe aus ärztlicher Sicht können aktuell valide Erkenntnisse zur Kontraindiziertheit, zu alternativen bzw. besseren Behandlungsmaßnahmen oder neue vorliegende Echtzeitdaten zum Patienten sein.

3.1.5 Prognose und Prädiktion

Die *Prognose*, d. h. Einschätzung des Krankheitsverlaufs, wurde bereits in der Antike („*Prognostikon*" im Corpus Hippocraticum) als wichtig für eine zu entscheidende Behandlung erachtet.

Für den Patienten hat häufig die Prognose die wichtigere Bedeutung gegenüber der Diagnose.[12]

Abhängig von der Heilungswahrscheinlichkeit gilt eine Prognose als gut oder schlecht. Bei *infauster Prognose* kann nicht mehr von einer Heilung ausgegangen werden. Allerdings ist infaust unter dem Aspekt von *Spontanremissionen* zu relativieren. Unter diesen sind nachgewiesene Tumorrückbildungen ohne adäquate medizinische Intervention zu verstehen, wobei ein solcher wissenschaftlich gesicherter Tumorverlauf weder erfahrungsgemäß schlüssig erklärt noch gezielt herbeigeführt werden kann. Die seltenen Tumorspontanremissionen bilden eine Herausforderung zur Aufklärung der zugrunde liegenden endogenen Mechanismen.[13, 14] Es dürfte sich hierbei um organismische Kompensation handeln.

In der Onkologie haben sich bezüglich der Erwartung zwei Begriffe etabliert – *Prognose* und *Prädiktion*.

Prognose bezieht sich auf die wahrscheinliche Entwicklung einer Erkrankung, z. B. bei Brustkrebs von gegebenenfalls vollständiger Heilung bis zu lokoregionärer Rezidivbildung, Fernmetastasierung oder tödlichem Ausgang.

---

[12] Gross R, Löffler M, Prinzipien der Medizin. Springer 1998, 342.

[13] Heim ME, Schwarz R (Hrsg.), Spontanremissionen in der Onkologie. Schattauer 1998.

[14] Heim ME, Schwarz R, Spontanremissionen maligner Tumorerkrankungen aus epidemiologischer und psychosozialer Sicht. Zsch psychosom Med 2000, 46, 57–70.

Prädiktion dagegen bedeutet die relative Vorhersage des wahrscheinlichen Effektes einer geplanten Behandlung, z. B. bei Brustkrebs bezüglich Operation, adjuvanter Strahlen-, Chemo- oder endokriner Therapie.

Beide Begriffe basieren auf erfahrungsbezogenen Erwartungen. Prognose ist die „aus der Erfahrung durch die Anwendung statistischer Regeln transformierte Erwartung".[15] Es ist zwischen individueller Voraussagbarkeit (monokausale Abfolge) und statistischen Voraussagen (gewisse Wahrscheinlichkeit) zu unterscheiden.[16] Individuelle Vorhersagen sind jeweils aufgrund der Ungewissheit relativierender Einflussfaktoren nur bedingt möglich.[17] Wissenschaftliche Prognose bedeutet Voraussage über zukünftige Ereignisse unter Angabe bestimmter Gesetzesannahmen und Randbedingungen.

Für den einzelnen Menschen kann es bezogen auf dessen Erkrankung keinen Erfahrungswert geben.

Das wissenschaftstheoretische Problem des Übertragens von Ergebnissen aus großen Patientengruppen auf den einzelnen Patienten beruht auf einer zentralen Herausforderung in der medizinischen Wissenschaft – dem Übergang von Kollektivergebnissen zu individuellen Vorhersagen. Aus wissenschaftstheoretischer Perspektive handelt es sich hier um das Induktionsproblem. Die Induktion bezieht sich auf den Schluss vom Einzelfall oder von der begrenzten Zahl von Ergebnissen auf allgemeine Gesetzmäßigkeiten. Der *Induktionsschluss*, der das Übertragen dieser Ergebnisse auf den Einzelfall rechtfertigen soll, ist jedoch wissenschaftstheoretisch problematisch, insofern davon ausgegangen wird, dass das Verhalten der großen Gruppe auch für den Einzelfall gilt (*Induktionsproblem*). Nach dem schottischen Philosophen *David Hume* (1711–1776) bietet die Induktion keine logisch zwingende Rechtfertigung für den Übergang von Einzelfällen zu allgemeinen Aussagen.

Karl Raimund Popper (1902–1994) wendete sich gegen den klassischen *Induktionismus*, indem er davon ausging, dass eine in großen Gruppen gefundene Gesetzmäßigkeit durch den Einzelfall widerlegt werden kann (*Popperianischer Falsifikationismus*). Nach Popper kann nicht als garantiert gelten, dass das, was für eine große Gruppe gilt, auch für den Einzelfall zutreffend ist. Sogenannte *Allsätze* sind über Erfahrung niemals als wahr zu begründen, da immer nur eine begrenzte Anzahl von Fällen überprüfbar ist (Verfikationsproblem).[18]

Eine andere Perspektive bietet die *statistische Generalisierung*. In der wissenschaftlichen Praxis basiert das Übertragen von Ergebnissen aus großen Patientengruppen auf den Einzelfall auf statistischen Modellen, die in randomisierten kontrollierten Studien (RCT) oder anderen großen Kohortenstudien entwickelt wurden. Das zentrale Konzept hierbei ist, dass eine bestimmte Behandlung oder Intervention

---

[15] Gross R, Löffler M, Prinzipien der Medizin. Springer 1997, 342.

[16] Gross R, Löffler M, a. a. O.

[17] Braun S, Marth C, Manual der gynäkologischen Onkologie 2012, hrsg. v. Arbeitsgemeinschaft Gynäkologie Onkologie der Österreichischen Gesellschaft für Gynäkologie und Geburtshilfe.

[18] Popper K, Logik der Forschung. Tübingen, Mohr 1982, 31 ff.

in der Regel in einer großen Population von Patienten eine bestimmte Wirkung zeigt – etwa eine Verbesserung um einen bestimmten Prozentsatz. Wenn eine solche Studie die Wirksamkeit eines Medikaments nachweist, wird angenommen, dass dieses Ergebnis auch für den einzelnen Patienten zutrifft, der ähnliche Merkmale (Ein- und Ausschlusskriterien) aufweist.

Das Problem der Übertragung auf den Einzelfall wird des Weiteren in der Heterogenität der Patienten, sogenannten Zufallseinflüssen und dem Konfidenzintervall gesehen.

3.1.6 Zeitabhängigkeit von Entscheidung und Erwartung

Der Erfolg einer Entscheidung ist sehr oft abhängig vom *Zeitpunkt*, zu dem diese getroffen bzw. realisiert wird.

Zum richtigen Zeitpunkt das Richtige entscheiden und tun, kann als *Kairos* bezeichnet werden. Ein zu frühes oder zu spätes Entscheiden kann Grund für nicht erfüllte Erwartungen sein. Kairos beinhaltet daher gegebenenfalls auch ein Warten des Entscheiders auf diesen günstigen Zeitpunkt.

Das Entscheiden kann unter Zeitbezug von Bedingungen gesteuert sein, wie z. B. dem situativ unterschiedlichen inneren unter äußeren *Entscheidungsdruck*, d. h. wie dringend es ist, sich zu entscheiden.

Bei zeitlich verzögerter, jedoch dringlicher Entscheidung verschlechtert sich oft die Erwartung. So steigt z. B. die Letalität mit zunehmendem Intervall zwischen Magenperforation und operativer Versorgung von 5 bis 6 % innerhalb von 6 h auf 40 % nach 24 h.[19]

Als weiteres Beispiel zur Zeitabhängigkeit von Entscheidung und deren Realisation bzw. Erwartung ist die von der Deutschen Gesellschaft für Gynäkologie und Geburtshilfe vorgegebene sogenannte E-E-Zeit[20] für eine Sectio bei Notlage von minimal 10 min, wobei 20 min noch toleriert werden müssen.[21]

Entscheidungsbezogen ist es insbesondere bei akut bedrohlichen Situationen (z. B. fetale Asphyxie unter der Geburt) von Bedeutung, wann die Entscheidung (im Beispiel zur operativen Geburtsbeendigung) getroffen und wann danach mit der Realisation der Entscheidung begonnen wurde. Hier gilt, wie für alle akuten neurologischen Notsituationen, die Maxime *„time means brain"* (Zeitverlust bedeutet Hirnverlust). Weit bedeutsamer (als das Azidoseausmaß) scheint die Dauer der Azidose zu sein. Nach einer *Azidosedauer* von 5 min manifestiert sich in 1 %, nach 15 min in 10 % und nach 20 min in 50 % der Fälle eine kindliche Zerebralparese.[22]

---

[19] Koslowski L, Bushe KA, Junginger T, Schwemmle K, Die Chirurgie. Schattauer 1999, 551.

[20] EE-Zeit - Zeitdauer zwischen fachärztlicher Entscheidung zur Sectio und Entwicklung (Geburt) des Kindes.

[21] Leitlinien der Gynäkologie und Geburtshilfe. http://www.dggg.de.

[22] Brann AW jr. Hypoxic ischemic encephalopathy (asphyxia). Pediatr Clin North Am 1986, 33: 451–464.

Ein *zögerliches Entscheidungsverhalten* bezüglich der Schwangerschaftsbeendigung (jatrogene Frühgeburt) kann richtig sein, wenn es begründet ist. Als Beispiel hierfür sei das *kontrolliert-abwartende Vorgehen* (Infektionskontrolle, engmaschige fetale Überwachung) nach vorzeitigem Blasensprung im Zeitraum von 23 + 0 bis 32 + 0 Schwangerschaftswochen zur Vermeidung neonataler Unreife angegeben. Mit zunehmender Zeit erhöht sich das Risiko einer fetalen Infektion, während das Risiko der Unreife abnimmt.

Abwarten mit der Entscheidung kann Ausdruck von Unentschlossenheit (Zweifel) oder Entscheidungsschwäche sein. Abzugrenzen ist davon das *begründet abwartende Verhalten*, welches darin besteht, das Richtige zum richtigen Zeitpunkt zu entscheiden. Gelegentlich wird *zögerliches Entscheidungsverhalten* als „cunctatorhaft" kritisiert.

Der Feldherr der römischen Republik Quintus Fabius Maximus Verrucosus (um 275–203 v. Chr.), genannt Cunctator (der Zögerer), soll seine Schlachten vor allem durch kluges Zögern, Hin- und Herverlagern seiner Truppen gewonnen haben.

Beim *Aufschieben* von Entscheidungen kann einerseits die Zeitnahme bei Unentschlossenheit zur weiteren Klärung (Informationsgewinn) beitragen, andererseits kann eine zu späte Entscheidung ins Leere gehen, sich erübrigen, weil sich die Bedingungen oder Erwartungen längst geändert haben können.

Dem Aufschub von Entscheidungen kann der Reifungsprozess, den gegebenenfalls Entscheidungen durch Zunahme der Informationen durchlaufen, zugrunde liegen.

Der richtige Zeitpunkt zur Entscheidung wird von der Erwartung bezüglich der therapeutischen Wirksamkeit bestimmt. Als Beispiel hierfür sei die Verlagerung der Primärtherapie möglichst weit vor die prämetastatische Phase angeführt (therapeutisches Fenster, „cancer control window"). Die Maxime „je früher, desto besser" dürfte für die Therapie der meisten fortschreitenden Erkrankungen und entsprechend für deren Früherkennung durch Vorsorge zutreffend sein. Dies gilt für eine medizinisch-wissenschaftlich begründete und nicht beim Menschen Angst erzeugende *Vorsorge*.[23] Überwiegend handelt es sich um eine *sekundäre Prophylaxe*, was bedeutet, dass der Tumor entweder als Vorstufe oder im Frühstadium zu erkennen versucht wird. Bei Brustkrebs kann allerdings bereits in einem sehr frühen Stadium die Tumorangiogenese einsetzen, sodass die Voraussetzung für das Abdriften von Krebszellen in den Blutstrom gegeben ist. US-amerikanische Forscher haben experimentell mit transplantierten fluoreszenzgenmarkierten Brustkrebszellen gezeigt, dass die Gefäßneubildung beginnt, wenn nach sechs Tagen die Tumormasse aus 100 bis 300 Zellen besteht; schon nach acht Tagen versorgen funktionsfähige Gefäße den Tumor mit Nährstoffen.[24] Aufgrund dieser Tumorneoangiogenese kann somit eine wesentliche Voraussetzung für die frühe Metastasierung potenziell gegeben sein, d. h. deutlich vor dem Auftreten erster klinischer oder bildgebender Befunde.

---

[23] Stiftung Deutsche Krebshilfe (Hrsg.) Ihr Krebsrisiko - Sind Sie gefährdet? Die blauen Ratgeber 01, 6/22.

[24] Li C-Y, Shan S, Huang Q et al.: Initial stages of tumor cell-induced angiogenesis: evaluation via skin window chambers in rodent models. J Nat Cancer Instit 92 (2000) 143-147.

In einer seinerzeit von der britischen Regierung in Auftrag gegebenen Studie sollte untersucht werden, welche Folgen sich ergeben, wenn zwischen Diagnose eines Mammakarzinoms und indizierter Operation mehr als drei Monate vergehen. Hierzu wurden 87 Therapiestudien mit 101.954 Patientinnen ausgewertet. Bei Verzögerungen von mehr als drei Monaten wurde eine um 12 % geringere Fünf-Jahres-Überlebensrate gegenüber Patientinnen ohne diese Verzögerung festgestellt.[25]

Unter *Echtzeit* von Daten soll deren zeitliche Nähe zum *Entscheidungsentschluss* verstanden werden. Echtzeit steht für das Reagieren innerhalb vorgegebener enger zeitlicher Grenzen (Beispiele: fetale Bradykardie für unverzügliche Entbindung; bildgebend krebsverdächtiger Mammabefund für zeitnahe bioptisch-histologische Abklärung). Die Bedeutung von Echtzeit lässt sich am besten unter Bezug auf *Heraklits* Metapher „panta rhei" (alles fließt) – dass man nicht zweimal in den gleichen Fluss hineinsteigen kann – erklären, insofern sich das organismische Geschehen ständig weiter nichtlinear fortsetzt, sodass ein Parameter nur für den Zeitpunkt seiner Erhebung (des ersten Hineinsteigens) zutreffend ist.

Entscheiden in Echtzeit bedeutet, dass es bei der Auswertung der Daten keinen Verzug gibt. Die Prognose eines komplexen Systems lässt sich nach der Chaostheorie nur in Echtzeit feststellen.

Ein weiterer Aspekt der Zeitabhängigkeit kann in Bezug auf die *Verlässlichkeit der Aussage* (= Entscheidung) eines diagnostischen Verfahrens bestehen. So kann beispielsweise bei R1-Resektion der Mamma (histologisch Tumor nicht im Gesunden entfernt) die Magnetresonanztomografie zum Nachweis zurückgelassenen Tumorgewebes in der Brust entweder unmittelbar zwei bis drei Tage postoperativ (entzündliche und reaktive Veränderungen noch nicht ausgeprägt) oder erst ab dem 28. Tag nach der Operation (entzündliche Reaktionen abgeklungen) durchgeführt werden.[26]

Latenzzeit: Unter dem Aspekt des Störungs-Kompensationskonzepts ist davon auszugehen, dass Störungen über eine bestimmte Zeit organismisch kompensiert werden, ohne irreversible Schäden zu verursachen.

Ein wichtiger Zeitbezug besteht hinsichtlich der Einwirkdauer einer Störung. Dies sei am Beispiel der Asbestose erläutert. Es handelt sich dabei um eine diffuse interstitielle Lungenfibrose, die durch fibrogene Wirkung der über einen längeren Zeitraum eingeatmeten Asbestfasern von > 15 µm Länge (Querschnitt der Alveolarmakrophagen 15 µm!) entsteht. Damit verbunden ist ein erhöhtes Lungenkrebsrisiko (kanzerogene Wirkung), das sich nach etwa 25 Faserjahren (1 Faserjahr = 1×10^6 Fasern/m^3 × 1 Jahr) verdoppelt. Die Lungenschädigung erfolgt durch größen-

[25] Richards MA, Westcombe AM et al, Einfluss der Verzögerung auf das Überleben bei Patientinnen mit Brustkrebs: eine systematische Überprüfung. Lancet 1999; 353: 1119–26. – referiert im Dtsch Ärzteblatt 96, v. 9. August 1999.

[26] Frei K, Kinkel K, Bonel H et al. MR imaging of the breast in patients with positiv margins after lumpectomy: Influence of time intervall between lumpectomy and MR imaging. AJR 2000; 175: 1577–1584.

differenzbedingte inkomplette Kompensation (Phagozytose) und Durchwanderung des Gewebes. Über 15 μm lange Asbestfasern können vom Organismus nicht mehr eliminiert werden, weder durch mukoziliäres Cleaning noch durch Phagozytose.[27]

Das Erkunden von *Faserjahren* (Begriff hier im übertragenen Sinn für Dauer nicht kompensierter Störung gebraucht) erscheint unter dem Aspekt der Vorsorge auch für viele andere Störungen bedeutsam. Analog dazu geht es um das dosis- und zeitabhängige Einwirken von Störungen in Relation zu inkompletten organismischen Kompensationen.

Eine generelle Zeitabhängigkeit von Entscheidung und Erwartung ergibt sich aus dem jeweiligen *Erkenntnisstand, der sich im Zeitverlauf ändern kann.*

Schließlich besteht ein weiterer Zeitbezug von Entscheidung und Erwartung unter dem Aspekt der Realisierung: Solange eine getroffene Entscheidung noch nicht realisiert wurde, ist sie sowohl vonseiten des Patienten *widerrufbar* als auch des Arztes *zurücknehmbar*. Gründe aus ärztlicher Sicht können neue valide Erkenntnisse zur Indiziertheit, zu alternativen bzw. erwartungsbezogen besseren Behandlungsmaßnahmen oder aktuelle vorliegende Echtzeitdaten zum Patienten sein. Als Gründe vonseiten des Patienten kommen in Betracht unter anderem Inakzeptanz der Risiken, eingeholte Zweitmeinung.

Umentscheidungen (Entscheidungskorrekturen) vor Handlungsbeginn oder während des Handlungsgeschehens basieren auf festgestellten veränderten Ausgangs- und/oder Prozessbedingungen und erkennbar gewordenen Erwartungsänderungen.

3.1.7 Freiheit der Entscheidung

Entscheidungen müssen frei sein – sowohl aus Sicht des Patienten als auch Arztes. Die *Therapiefreiheit* ist Teil der grundrechtlich geschützten Freiheit der ärztlichen Berufsausübung.[28]

Laut Bundesärzteordnung (§ 1 Abs. 2 BÄO) ist der „ärztliche Beruf kein Gewerbe", sondern „nach seiner Natur ein freier Beruf". Therapiefreiheit *(Therapiehoheit)* bedeutet, dass einem Arzt aufgrund seiner fachlichen Kompetenz grundsätzlich die freie Wahl der Behandlungsmethode zusteht und er diese auch zu verantworten hat. Der Grundsatz der Therapiefreiheit setzt Orientierung am aktuellen medizinischen Erkenntnisstand und gebotene Sorgfalt voraus. Die Sorgfaltspflicht resultiert aus der Rechtspflicht zur Fortbildung.

Ärzte üben ihren Beruf nach bestem Wissen und Gewissen aus, wobei sie sich in der Behandlung von medizinischen Erfordernissen leiten lassen. „Ärztliches Handeln ist innerhalb der Medizin immer ausgerichtet auf einen *Heilauftrag*."[29]

---

[27] Herold G et al, Innere Medizin 2022. 398; Balmes JR, Speizer FE, Berufs- und umweltbedingte Lungenerkrankungen. In: Harrisons Innere Medizin, hrsg. v. Longo, Fauci. Kasper, Hauser et al, Bd2, 18. Aufl., ABW 2012, 2287.

[28] BVerG, Urteil v. 16.02.2000, 1 BvR 420/97.

[29] Hippius H, Salus aegroti suprema lex. In: Verführung durch das Machbare, hrsg. v. Koslowski P, Kreuzer P u. Löw R. Hirzel 1983, 173.

Das *Wirtschaftlichkeitsgebot* berechtigt nicht den *Sorgfaltsmaßstab (Facharzt-standard)* zu unterschreiten, beschränkt also nicht die Freiheit der Entscheidung.[30]
Therapiefreiheit des Arztes bedeutet, dass dem Arzt die Wahl der Behandlungs-methode grundsätzlich freigestellt ist. Diese Wahl bezieht sich auf Behandlungs-methoden, die hinsichtlich Heilungsaussichten, Eingriffsbelastung, Schadensrisiken gleichwertig und bewährt sind. Die risikoärmere Alternative ist zu bevorzugen. Die risikoreichere Therapie muss stets medizinisch-sachlich begründet sein.[31] Es gibt keine Top-down-EbM, die ärztliche Therapiefreiheit einschränkt.

Der Patient kann frei über die Wahl des Arztes und des Krankenhauses, über das Durchführen einer ärztlich empfohlenen Maßnahme sowie das Einholen einer Zweitmeinung entscheiden.

Eine interviewbasierte Studie der Ärzte und Geschäftsführer von Krankenhäusern ergab, dass letztere von Gewinnorientierung geleitet werden, jedoch keinen direkten Einfluss auf ärztliche Entscheidungen nehmen, und Ärzte unter wachsendem Druck betriebswirtschaftlicher Interessen bei patientenbezogenen Entscheidungen stehen, was zu Unter-, Über- und Fehlversorgung der Patienten sowie zu ethischen Konflikten führt.[32]

3.1.8 Künstliche Intelligenz

Künstliche Intelligenz (KI) nutzt Daten, um Wahrscheinlichkeiten, Vorhersagen und Muster zu erzeugen. KI ist auf Qualität und Repräsentativität ihrer Daten angewie-sen, d. h. verzerrte oder unvollständige Daten (Bias) führen zu fehlerhaften Ergeb-nissen. KI kann menschliche Erkenntnisprozesse niemals ersetzen. Das Potenzial von KI besteht vor allem in der Automatisierung und Beschleunigung von Wissens-generierung sowie in der Erschließung komplexer Datenwelten.

Nach dem von Turing 1950 entwickelten und nach ihm benannten *Turing-Test* hat ein Computer (Maschine), der vorgibt auch ein Mensch zu sein, den Test bestan-den, wenn man diese Täuschung nicht mehr erkennt, z. B. im Gespräch mit der Maschine.

Selbstlernende Systeme müssen in der Lage sein, zuvor unbekannte Zusammen-hänge aufdecken zu können. Zur Zeit kann KI nicht den kompletten Menschen si-mulieren, es werden lediglich Teilaspekte isoliert und darüber spezifische Aufgaben bewältigt („schwache KI").[33]

---

[30] Schulenburg D, Therapiefreiheit und Wirtschaftlichkeit. Rhein. Ärztebl. 4 (2006) 22).

[31] BGH, Urteil v. 25.03.2007 – VI ZR 55/05, VersR 2007, 995.

[32] Wehkamp KH, Naegler H, Ökonomisierung patientenbezogener Entscheidungen im Kranken-haus. Dtsch Ärztebl Int 2017; 114: 797–804.

[33] Wehkamp K, Krawczak M, Schreiber S, Qualität und Nutzen künstlicher Intelligenz in der Patientenversorgung. Dtsch Ärztebl Int 2023; 463–469.

Maschinelles Lernen ist Anwendung von KI, mit der Computersysteme Informationen aus großen Datenmengen extrahieren und daraus autonom lernen (Machine-Learning-Systeme).[34]

Das *unüberwachte Lernen* ist künftig anwendbar bei der *syndromalen Überwachung* (Outbreak-Monitoring von Infektionserkrankungen).[35] Das sogenannte überwachte Lernen wird bereits eingesetzt beim Klassifizieren von bildgebenden Daten (digitale Mammografie, dermatoskopische Bilder, Koloskopiebilder) und bei der Prädiktion von künftigen Ereignissen (vektorkardiografische Daten bezüglich Myokardischämie, strukturierte klinische Daten bezüglich des postoperativen Risikos der Nierenschädigung nach Herz-OP).[36]

Bei KI können zum einen über Speicherkapazität Informationen aus der Vergangenheit für bessere künftige Entscheidungen genutzt und zum anderen definierte programmierte Aufgaben als Kombination aus reaktivem und begrenztem Arbeitsspeicher übernommen werden. Als Beispiel für letztere werden *roboterassistierte Operationen* (Da-Vinci-System) angeführt. Da-Vinci kann als exzellente Gerätetechnik zur Durchführung minimal-invasiver Eingriffe mit Vorteilen bezüglich chirurgischer Präzision und Rekonvaleszenz gelten. Irreführend ist die Bezeichnung roboterassistiert, insofern kein Roboter, sondern der Chirurg über eine Steuerkonsole operiert. Indikationsgebiete sind z. B. thorakoskopische Chirurgie, thorakoskopisch unterstützte Herzoperationen, nierenerhaltende Operationen, radikale Prostatektomien. Nachteilig sind hohe Anschaffungskosten.

Durch maschinelles Lernen lassen sich über Software auf Basis früherer Ergebnisse neue Szenarien erfolgreich vorausbestimmen und auf diese reagieren.

KI-Systeme im Bereich des maschinellen Lernens können *Muster* in großen Mengen medizinischer Daten erkennen, was zu einer genaueren und früheren Diagnose von Störungen führt (z. B. bei der Analyse von Bildgebungsdaten der Magnetresonanztomografie und Computertomografie), sodass eine schnellere und gezieltere Kompensation durch Therapie ermöglicht wird.

Es ist vorstellbar, dass in Zukunft durch KI Störungen und Kompensationsvermögen in der Komplexität und Dynamik des Organismus über *Rückkopplungsschleifen* (Abb. 3.2) frühzeitig und differenziert, prozessual und strukturell erkannt werden können, um darauf mit den entsprechenden Strategien und Ansätzen gezielt und adäquat zu reagieren.[37]

„KI ist nur so leistungsfähig wie die Daten, auf denen sie trainiert wird – dafür werden umfangreiche und präzise Daten benötigt. […] In Deutschland sollten wir vorrangig an einem grundlegenden Problem ansetzen: der aktuellen Datenlage. Denn diese ist geprägt von heterogenen Datenformaten sowie einem Mangel an Standards, welche Austausch und Nutzung von Gesundheitsdaten deutlich erschweren.“[38]

---

[34] Selbstlernende Systeme. https://www.ionos.de, 12.05.2020.

[35] Wehkamp K et al, a. a. O., 466.

[36] Wehkamp K et al., a. a. O.

[37] Herrmann U, Zum Kausalitätsverständnis in der Onkologie mit besonderer Bezugnahme auf das Mammakarzinom. Wien Klin Wochenschr (2004) 116/17–18: 631–639).

[38] Vorisek C, Berlin Institute of Health at Charité. Dtsch Ärztebl, Jg 121, H 5, 2024, A324.

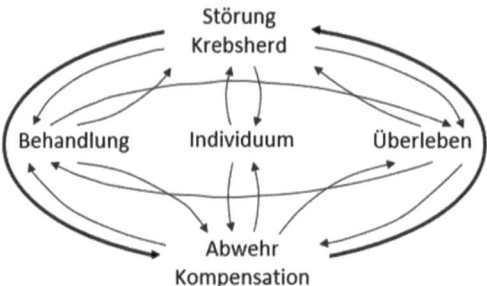

Abb. 3.2 Darstellung eines an Krebs erkrankten Patienten als komplexes dynamisches System (n. Herrmann U, 2004). Das Diagramm zeigt die wichtigen Variablen und deren wechselseitigen komplexen Zusammenhang bei einer Krebserkrankung, „eingebettet" in die umfassende Störungs-Kompensations-Relation (dick ausgezogene Pfeile)

In der Früherkennung und Frühbehandlung sind die Kipppunkte in der Störungs-Kompensations-Relation aufzudecken und *kompensierende Maßnahmen anzuwenden.*

Über die durch KI mögliche Verarbeitung großer Datenmengen (z. B. genetische, anamnestische und lebensstilbezogene Daten) lassen sich viel genauere individuelle Patientenprofile erstellen, die für personalisierte Therapiepläne genutzt werden können und dabei das Kompensationspotenzial des jeweiligen Patienten berücksichtigen.

KI-gestützte Systeme (z. B. Exoskelette oder robotergestützte Assistenzsysteme) können Patienten mit motorischen Störungen helfen, verlorene Funktionen zu kompensieren. Ähnliches gilt auch für die Neurorehabilitation,[39] in der durch *KI-basierte Ansätze* neuronale Umstrukturierungsprozesse unterstützt und die Kompensation verlorener Funktionen beschleunigt werden können.

Unter dem Aspekt von KI in der Medizin haben die KI-basierten Systeme zur *Entscheidungsunterstützung* ärztlicher Tätigkeit *(„Clinical Decision Support Systems", CDSS)* zunehmende Bedeutung gewonnen. „CDSS sollen Ärzte und Patienten darin unterstützen, eine große Menge klinisch-diagnostischer Informationen, die individuumsbezogen und fallorientiert durch integrierte Software-Systeme ausgewählt werden, für den gemeinsamen Entscheidungsprozess zur Verfügung zu stellen."[40] CDSS kann über digitale *Entscheidungsunterstützung zu präziserer Diagnostik und personalisierter Therapiewahl* beitragen. CDSS findet Einsatz in der radiologischen bildgebenden Diagnostik, indem z. B. in den Mammografien suspekte Areale durch maschinelles Lernen detektiert und markiert werden. Auch bezüglich der Beurteilung der Malignität von Hautläsionen wird CDSS bereits angewendet.

Als Beispiel für die Anwendung von CDSS im *therapeutischen Bereich* sind computerassistierte chirurgische Eingriffe anzuführen, wodurch deren Präzision erhöht und deren Invasivität vermindert werden können. CDSS sind auch für die *klinische Prognose* von Bedeutung, z. B. wenn bei einer Krebserkrankung oder termi-

---

[39] Jooß A, Ziemann U, Auf dem Weg zur individualisierten Neuromedizin. Dtsch Ärztebl, Jg 120, H 50, 15.

[40] Stellungnahme der Zentralen Ethikkommission der Bundesärztekammer „Entscheidungsunterstützung ärztlicher Tätigkeit durch künstliche Intelligenz". DÄ │ DOI: https://doi.org/10.3238/aerztebl.zeko_sn_cdss_2021.

nalen Niereninsuffizienz über Therapieaufnahme bzw. Therapiereduktion zu entscheiden ist. Ein weiteres Einsatzgebiet der CDSS ist die *Prädiktion von Krankheiten*, d. h. dass bei gesunden Personen Dispositionen und Suszeptibilitäten (Empfänglichkeiten) für bestimmte Erkrankungen aufgedeckt werden.

Das *ganzheitliche ärztliche Erfahrungswissen* ist nicht durch Maschinen ersetzbar. CDSS kann durch zusätzliche Orientierung das ärztliche Urteilen unterstützen. Der diagnostische und therapeutische Entscheidungsprozess unterliegt trotz Verwendung von CDSS der ärztlichen *Endverantwortung*. Routinemäßiger CDSS-Einsatz darf nicht dazu führen, dass Ärzte das Erfahrungswissen gar nicht mehr erwerben und damit eine Überwachung der Maschine nicht mehr möglich ist. CDSS können Fehler und Verzerrungen aufweisen, sodass die Gefahr fehlerhafter Diagnose- und Therapieempfehlungen gegeben ist. Der Einsatz von CDSS birgt Haftungsrisiken für den Arzt. CDSS geben zunehmend Empfehlungen ohne überprüfbare Erklärung zu deren Zustandekommen, sodass für den anwendenden Arzt eine mit Blackbox bzw. Opazität vergleichbare Situation besteht.[41]

Im Grunde geht es in der Medizin um das *Komplexitätsmanagement*, das in dem Maße erfolgreich ist, wie die *nichtlineare Dynamik* komplexer Systeme verstanden wird. Hierbei dürfte KI eine wichtige Rolle spielen. So braucht es in dem komplexen dynamischen System Organismus Monitoring und Controlling auf den hierarchischen Systemstufen.

3.1.9 Rekursive organismische Anpassung

Geschlossenes System bedeutet, dass innerhalb des Systems alle Ereignisse entstehen und ihre Folgen haben.[42] In der Abb. 3.2 wird durch Pfeile dargestellt, dass alle Elemente des Systems miteinander kommunizieren; sie kommunizieren auch mit sich selbst, insofern jede Ausgabe innerhalb des Systems auch eine Eingabe ist *(Rekursivität)*. In diesem Sinn wird Rekursivität im Störungs-Kompensationskonzept erfasst. Danach kann der Organismus auf eine Störung nicht nur mit einer einzigen Kompensation, sondern gegebenenfalls mit einer rekursiv bedingten Abfolge von Kompensationen reagieren. Als Beispiel sei die Herzinsuffizienz angeführt, die vom Organismus stufenweise durch Steigerung der Herzfrequenz, Veränderung der Blutverteilung, Erhöhung des Blutdrucks und Zunahme des Herzmuskels kompensiert werden kann. Es handelt sich um einen Prozess von Rückkopplung und rekursiver Anpassung.

„Die auftretenden Rückkopplungsschleifen von *Zirkelkausalitäten* entsprechen genau den gekoppelten nichtlinearen Gleichungen komplexer dynamischer Systeme."[43]

---

[41] Stellungnahme der Zentralen Ethikkommission bei der Bundesärztekammer „Entscheidungsunterstützung ärztlicher Tätigkeit durch künstliche Intelligenz", a. a. O.

[42] v. Foerster H, Abbau und Aufbau. In: Lebende Systeme – Wirklichkeitskonstruktionen in der systemischen Therapie, hrsg. v. Simon FB, Suhrkamp Taschenbuch Wissenschaft Frankfurt a.M. 1998.

[43] Mainzer K, Was sind komplexe Systeme? Vortrag auf 1. Symposium zur Gründung einer Deutsch-Japanischen Akademie für integrative Wissenschaft. Röll Verlag 2005, 51.

Adorno schreibt unter Bezug auf *Heidegger* „es käme nicht darauf an, dass die Philosophie dem Zirkelschluss entgehe, sondern darauf an, dass sie an der richtigen Stelle in den Zirkelschluss hereinträte".[44]

Das Wesen der Rekursion kann man am besten verstehen, wenn als Beispiel das Aufsteigen auf einer Treppe und als Gegensatz die *Iteration* (Wiederholung) genommen wird.

Unter Abschn. 3.5 wird ein klinisches Modell zur Rekursivität grafisch dargestellt (Abb. 3.14).

Der Zusammenhang zwischen dem Störungs-Kompensationskonzept und organismischer Rekursivität besteht in der dynamischen Anpassung des Organismus an interne und externe Störungen. Durch Störung wird Rekursivität bzw. die umfassendere Kompensation aktiviert.

3.2   Strategiewahl als Entscheidung

3.2.1   Störungsausschaltung und Kompensationssteigerung

Es kann zwischen analytischen und nichtanalytischen Strategien zur Entscheidungsbildung unterschieden werden. Während bei analytischen Strategien Entscheidungen durch Bewertung der Konsequenzen der Optionen getroffen werden, beruhen die Entscheidungen bei nichtanalytischen Strategien auf anderen Variablen wie z. B. Zufallswahl durch Münzwurf.[45]

Beispiele für analytische Entscheidungsstrategie sind RCT, Metaanalysen, epidemiologische Kohortenstudien oder genomische Analysen; der nichtanalytischen Strategie entsprechen explorative Studien, Fallserien oder die Hypothesengenerierung aus Beobachtungsdaten.

Die AWMF-Leitlinien können die Entscheidungsfindung von Ärzten und Patienten unterstützen. Diese Leitlinien repräsentieren den aktuellen Erkenntnisstand, implizieren somit den Erkenntnisfortschritt, gelten als Handlungs- und Entscheidungskorridore und basieren auf unterschiedlicher methodischer Qualitätsstufe (Stufen-Klassifikation, siehe Box).

- S 3 Evidenz- und konsensusbasierte Leitlinie
- S 2e Evidenzbasierte Leitlinie
- S 2k Konsensusbasierte Leitlinie (Repräsentatives Gremium, strukturierte Konsensusfindung)
- S 1 Handlungsempfehlungen von Expertengruppe (Konsensusfindung in einem informellen Verfahren)

---

[44]Adorno TW, Ontologie und Dialektik. Suhrkamp 2002, 30/31.

[45]Betsch T, Funke J, Plessner H, Denken – Urteilen, Entscheiden, Problemlösen. Springer 2011, 97.

Gemäß der Verfügbarkeit neuer wissenschaftlicher Erkenntnisse werden AWMF-Leitlinien fortgeschrieben bzw. aktualisiert. Falls eine Leitlinie nach Ablauf der Gültigkeit nicht überprüft wurde, wird sie spätestens fünf Jahre nach ihrer Erstellung von der AWMF als nicht aktualisiert eingestuft und aus dem Publikationssystem entfernt. In sogenannten Clearing-Verfahren werden Leitlinien durch unabhängige Expertengruppen kritisch bewertet. Die entsprechenden „Leitlinien-Clearingberichte" sind allgemein zugängig über die Schriftenreihe des Ärztlichen Zentrums für Qualität in der Medizin (ÄZQ) oder über www.leitlinienclearing.de.[46] Leitlinien sind für Ärzte rechtlich nicht bindend und insofern weder haftungsbegründend noch haftungsbefreiend wirksam.[47]

Durch für den Arzt geltende und für den Patienten zugängige AWMF-Leitlinien und DEGIM-Initiative „KEE" kann wirksam eine defensive Medizin verhindert werden.

Der vermutlich auf den griechischen Arzt und Begründer der wissenschaftlich orientierten Medizin *Hippokrates von Kos* (460–370 v.Chr.) zurückführbare Grundsatz „medicus curat, natura sanat" (der Arzt kuriert, die Natur heilt) verweist neben ärztlicher Behandlungsmaßnahmen auf das Kompensationsvermögen des Organismus. Als bekanntestes Beispiel sei für „medicus curat" der chirurgische Eingriff und für „natura sanat" die postoperative Wundheilung angeführt.

Das medizintheoretische Störungs-Kompensationskonzept lässt sich übergreifend auf Diagnostik, Therapie und Prophylaxe sowie Ursachen für Gesundheit und Krankheit anwenden. Konzeptgemäß ergeben sich die beiden *Strategien Störungsausschaltung* und *Kompensationssteigerung*. Nach individueller Sach- bzw. Datenlage ist zu entscheiden, *welche Strategie* anzuwenden und im Weiteren nach *welchem Prinzip* und *Ansatz* zu verfahren ist. Die Abb. 3.3 zeigt die beiden Strategien mit deren jeweiliger Wirkung (Pfeile) zur Einschränkung des Störungsspektrums bzw. Erweiterung der Kompensationsbreite.

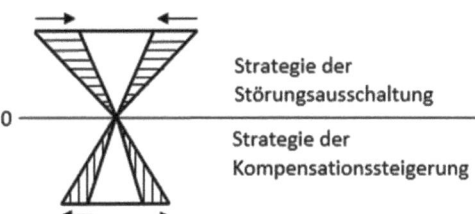

Strategie der
Störungsausschaltung

0

Strategie der
Kompensationssteigerung

Abb. 3.3 Strategien zur Einflussnahme auf das Missverhältnis zwischen Störung und Kompensation (modif. n. Behr W, Herrmann U, 1976). In dem Diagramm werden Störung und Kompensation jeweils als Dreieck dargestellt, die sich mit ihren Spitzen auf der Linie des organismischen Gleichgewichts (O) berühren. Durch Strategie der Störungsausschaltung vermindert sich (konzentrische Pfeile), durch Strategie der Kompensationssteigerung verbreitert sich (exzentrische Pfeile) die Basis des Dreiecks. Die Abbildung zeigt darüber hinaus die gegenüber Störungen begrenzte Kompensationsfähigkeit

---

[46] Leitlinien-Clearingberichte. Dtsch Ärztebl, Jg 102, H 16, 22. April 2005

[47] Wöckel A, Berg D, Kreienberg R, Haftungsfragen – Welche Rolle haben Leitlinien? Frauenarzt 50 (2009) 6: 502–504.

Organismisches Gleichgewicht ist unter Bezug auf *v. Bertalanffy* als Fließgleichgewicht zu verstehen.[48]

Das sogenannte Herd- und Abwehrparadigma[49] beim Mammakarzinom entspricht dem Störungs-Kompensationskonzept.[50] Dem *Abwehrparadigma* sind die *immunonkologischen* Vorgehensweisen zuzuordnen. Hierbei wird unter anderem versucht, über therapeutische Antikörper „Bremsen" im Immunsystem zu lösen, um den Tumor für die körpereigene Immunabwehr angreifbar zu machen und zu zerstören. Dem *Herdparadigma* folgen Maßnahmen, wodurch Tumorgewebe chirurgisch entfernt, aktinisch zerstört oder chemotherapeutisch zur Rückbildung gebracht wird. Ebenfalls dem Herdparadigma entspricht die Wirkung sogenannter PARP-Inhibitoren (Poly-ADP-Ribose-Polymerase), über die Enzyme für die Reparatur geschädigter DNA gehemmt und dadurch selektiv Tumorzellen zum Absterben gebracht werden.

3.2.2 Risikostratifizierung

Risiko ist ableitbar von ital. „risicare" für das Umschiffen einer Klippe. Analog sind in der Medizin unter Risiken mit einer Behandlung assoziierte mögliche Gefahren zu verstehen, die sich als Nebenwirkungen bzw. Komplikationen realisieren können; dies unter anderem in Abhängigkeit von Alter, Konstitution, Vorerkrankungen sowie Art und Schwere der vorliegenden Erkrankung. Risikopatienten haben aufgrund bestimmter innerer und äußerer Faktoren ein im Vergleich zur Gesamtbevölkerung erhöhtes Risiko für bestimmte Erkrankungen.

Es werden einzelne Risikogruppen für Infektionskrankheiten, Herz-Kreislauf-Erkrankungen, Krebserkrankungen und chronische Lungenerkrankungen unterschieden.

Medizinische Entscheidungen sind häufig Risikoentscheidungen, z. B. bei unklaren Befunden und Verläufen. Durch Risiko wird gesteuert, wie Ärzte und Patienten ihre Entscheidungen auf Grundlage ihrer Erwartungen treffen.

Risikostratifizierung meint den vorrangigen Einbezug der jeweiligen Risikosituation in den zu entscheidenden Behandlungsplan.

Risiko ist ein entscheidender Einflussfaktor in der Erwartung, insofern es Wahrnehmung, Bewertung und Gewichtung zukünftiger Szenarien steuert.

---

[48] v. Bertalanffy L, Biophysik des Fließgleichgewichts. Vieweg Braunschweig 1953.

[49] Der Begriff *Paradigma* geht auf *Thomas S. Kuhn* zurück (The Structure of Scientific Revolutions, 1962), der erkenntnistheoretische Ansatz dafür findet sich erstmalig bei dem polnischen Mikrobiologen *Ludwig Fleck* (Lehre vom Denkstil und Denkkollektiv, 1935). Paradigma bezeichnet ein auf Überzeugungen einer einschlägigen *Denkgemeinde* gegründetes *Denkmuster*.

[50] Herrmann U: Paradigmen in der Onkologie unter besonderer Bezugnahme auf das Mammakarzinom. In: Paradigmen in der Onkologie, hrsg. v. Herrmann U u. Matthiessen P. VAS 2002, 9-42.

Beispiel: Risikostratifizierte Therapieentscheidung bei Lungenembolie zur Senkung der Letalität[51]
a) Niedriges und intermediäres Risiko, wenn hämodynamische Stabilität ohne Dysfunktion des rechten Ventrikels: Wiedereröffnung embolisch verstopfter Gefäße innerhalb von Tagen bis Wochen durch *spontane fibrinolytische Aktivität* der Lunge
b) Hohes Risiko, wenn hämodynamische Instabilität mit Hypotonie und Schock: Sofortiger Beginn mit Antikoagulation (unfraktioniertes Heparin), danach Rekanalisationstherapie → Thrombolyse – Kathetermethode (Ultraschall-Thrombolyse, Saugthrombektomie) – operative pulmonale Embolektomie

Ein weiteres Beispiel für Risikostratifizierung ist die sogenannte laparoskopisch assistierte Hysterektomie (LAVH) bei *Risikosituation wegen Verwachsungen*. Bei der LAVH werden zunächst über den laparoskopischen Zugang Verwachsungen gelöst, der Uterus von den Adnexen und Ligamenta rotunda abgesetzt und im Weiteren wird die Gebärmutter über den vaginalen Zugang in üblicher Weise entfernt. Die LAVH ermöglicht damit die sichere, komplikationslose vaginale Hysterektomie ohne Unterbauchschnitt, der ansonsten bei wegen Risikosituation indizierter abdominaler Gebärmutterentfernung erforderlich ist.

Die LAVH kann auch als Beispiel für einen *Entscheidungskompromiss* gelten, insofern auf den abdominalen Zugang verzichtet werden kann, wenn der kombiniert laparoskopisch-vaginale Zugang gewählt wird.

Die Entscheidung über den zu wählenden *Zugang* hat in der Medizin eine besondere Bedeutung, wenn dadurch das weitere Procedere bestimmt wird. Es geht dabei nicht nur um die Zugangswege wie bei LAVH, sondern auch um *Schnittführungen*, die z. B. bei plastisch-chirurgischen Eingriffen präoperativ auf der Haut angezeichnet werden. Solche Schnittführung entscheidet wesentlich über den sich anschließenden Operationsgang und das erwartbare Ergebnis.

Das gemeinsame Ziel von Arzt und Patient unter anderem beim Check-up in der Gesundheitsvorsorge ist das frühe Erkennen von Risikofaktoren bzw. -befunden und ein angemessenes transparentes Reagieren darauf. Transparenz bedeutet hier auch das Offenlegen gegebenenfalls wissenschaftlich umstrittener Maßnahmen.

Eine postalische Umfrageerhebung bei Ärzten haftungsbevorzugter Fachgebiete in Pennsylvania von 2003 ergab, dass Ärzte nicht notwendige medizinische Maßnahmen durchführten, um das *Risiko eines Rechtsstreits* zu vermeiden.[52] Eine auf solche Weise zum Selbstschutz praktizierte defensive Medizin wäre nicht mehr im besten Interesse der Patienten und daher inakzeptabel.[53] Spezieller Hintergrund der

---

[51] Herold G et al, Innere Medizin. 2022, 844.

[52] Studdert DM, Mello MM, William M et al, Defensive Medizin bei Hochrisiko-Fachärzten in einem volatilen Umfeld für Behandlungsfehler (dtsche. Übers.). Jama 2005;293(21):2609–2617.

[53] Gigerenzer G, Risiko – Wie man die richtigen Entscheidungen trifft. btb 2014, 82, 232.

Umfrage war das mangelnde Vertrauen der Befragten in ihre Haftpflichtversicherung und eine angestrebte Gesetzesreform zum Behandlungsfehler in der Medizin.

3.3   Entscheidungsräume

3.3.1   Organismische Strategien

Unter Bezug auf das Störungs-Kompensationskonzept entsprechen die Entscheidungsräume den organismischen Strategien, deren Prinzipien *sowie* Ansätzen (siehe Übersicht oben).

Der Organismus reagiert auf Störungen mittels der *Strategie des Störungsschutzes* sowie der *Strategie der Störungskompensation*.

Die Strategie des Störungsschutzes beruht auf den Prinzipien *Barrierebildung*, *Distanzbildung (Ausweichen)* und *Störungsbeseitigung*.

Die Strategie der Störungskompensation gründet auf den Prinzipien *Ersatz*, *Abstoßung* und *Reparatur*.

Barrierebildung erfolgt physiologisch unter anderem über die Wandstrukturen von Blut- und Lymphgefäßen, Gastrointestinaltrakt, Urogenitaltrakt sowie Schädelkalotte, Bauchwand, Haut und Schleimhaut, Myelinscheide[54] (Markscheide) peripherer Nerven.

Diese Wandstrukturen schützen bei intakter Funktion vor exogenen und endogenen Störeinwirkungen.

Als Barrierebildung kann die bindegewebige Einkapselung von Fremdkörpern (z. B. Silikonbrustimplantate) oder die sogenannte Abszessmembran um eine Abszessnekrose gelten. Beim sogenannten *Kapillarlecksyndrom* (CLS), synonym Clarkson-Syndrom, ist die endotheliale Barriere gestört, sodass es zum Übertritt von Plasma aus dem Gefäßraum in den interstitiellen Raum kommt. Das Barriereprinzip liegt auch der intraabdominellen Adhäsionsbildung zugrunde, wobei Entzündungsareale im Abdomen mit Netz (Omentum majus) abgekapselt werden.

Die *Röhrensysteme* sind einerseits Voraussetzung der evolutionsgenetischen Kompaktheit eines Organismus, bedingen andererseits die Risiken von Störungen durch Einengung oder Verschluss der Lumina (z. B. Koronarstenose, Lungenembolie, Ureterstein, Ileus).

Kompaktion, der Vorgang der Zusammenballung über 8-Zellstadium →
16-Zellstadium → 32-Zellstadium, findet seine organismische Entsprechung in der *Kompaktheit* durch verschiedene Röhrensysteme wie Blut-, Lymphgefäßsystem, Gastrointestinaltrakt, Urogenitaltrakt, Tracheobronchialtrakt. Röhrensysteme sind eine evolutionsgenetische Lösung, um die Oberfläche innerhalb eines kompakten Volumens zu maximieren und durch hierarchische Struktur (z. B. Arterien → Arteriolen → Kapillaren) die funktionelle Effizienz zu erhöhen, was für den Stoff- und Gasaustausch von entscheidender Bedeutung ist.

---

[54] Die Myelinscheide (syn. Markscheide) ummantelt das Axon der Nervenzelle (vergleichbar mit der Isolierung eines Elektrokabels) und entspricht damit dem Röhrenprinzip. Die Myelinscheide bietet mechanischen Schutz und ermöglicht die saltatorische Erregungsleitung.

Ausdruck organismischer Barrierebildung sind auch Blut-Hirn-Schranke, Blut-Luft-Schranke und Blut-Harn-Schranke. Gehirn und Rückenmark werden dadurch vor eindringenden Giftstoffen geschützt. Die Blut-Luft-Schranke zwischen Kapillarblut und Alveolarluft besteht aus Alveolarepithel und Kapillarendothel und verhindert das Eindringen von Flüssigkeit in die Alveolen. Die Blut-Harn-Schranke verhindert den Übertritt von Blutzellen, Makromolekülen und anionischen Molekülen in den Harn.

Malignome entziehen sich durch verschiedene entwickelte Mechanismen der Immunabwehr. So besitzen sie nur eine geringe Abweichung zur benignen Ausgangszelle, entgehen der Erkennung durch T-Zellen, indem sie ihre *Histokompatibilitätsantigene* herunterregulieren, präsentieren dem Immunsystem ihre Antigene auf „ungünstige" Weise, minimieren den Kontakt mit Immunzellen, indem sie sich mit einer *schützenden Fibrinhülle* umgeben, hindern das Immunsystem, die Tumorzelle zu erkennen, indem sie wirksame *Immunmodulatoren* freisetzen.[55]

Artenbarriere bedeutet, dass Krankheitserreger nur Individuen einer oder einiger bestimmter Arten besiedeln können. Die Artenbarriere beruht auf ansteckungsfähiger Oberfläche, Vermehrung auf dieser Oberfläche, Ansiedlung, Eintritt, Vermehrung und Resistenz gegenüber dem Immunsystem. Beispiele für das Überwinden der menschlichen Artenbarriere sind: HIV (humanes Immundefizienz-Virus), SARS-Coronavirus (schweres akutes respiratorisches Syndrom), H5N1- und H7N9-Virus (Vogelgrippe), Prionen-BSE (bovine spongioforme Enzephalopathie, Creutzfeldt-Jakob-Krankheit).

Ausweichen realisiert sich durch reflektorische Meidbewegungen bei überstarker Reizeinwirkung (unter anderem Lidschluss bei Blendlicht, Einatmungsstopp bei Ammoniakgeruch, Zurückweichen vor Hitze). Als Beispiele können im Organismus angelegte *Ausweichstrukturen* angeführt werden, so der Anastomosenkranz um die zentralen Teile der Hirnbasis (Circulus arteriosus Willisii), bei dem die beiden Aa. cerebri anteriores durch die A. communicans anterior und die Aa. carotides internae durch die Aa. communicantes posteriores mit den Aa. cerebri posteriores verbunden sind, sodass bei Blockade *eines* Zustroms die Notversorgung der betroffenen Hirnregion über den Gefäßring aufrechterhalten werden kann.

Ein weiteres Beispiel bilden portokavale Anastomosen. Es sind dies Umgehungskreisläufe des Bluts bei Einflussstauung der Pfortader (V. portae hepatis) am häufigsten bei Leberzirrhose, sodass Blut zur oberen und unteren Hohlvene (V. cava superior und V. cava inferior) abgeleitet wird, wenn der Druckgradient zwischen Pfortader und Lebervenen 12 mm Hg übersteigt (portale Hypertension).[56]

Ein anderes Beispiel ist der Umgehungskreislauf bei Aortenisthmusstenose zwischen A. subclavia und A. iliaca externa über die Anastomosen im M. rectus abdominis (A. epigastrica cranialis → A. epigastrica caudalis).[57]

---

[55] Sausville EA, Longo DL, Grundlagen der Malignombehandlung: Chirurgie, Strahlentherapie, Chemotherapie und biologische Therapien. In: Harrisons Innere Medizin, Band 1, hrsg. v. Longo, Fauci, Kasper, Hauser, Jameson, Loscalzo. ABW 2012, 758, 759.

[56] Siegenthaler W, Klinische Pathophysiologe. Thieme 2001, 870, 871.

[57] Rauber/Kopsch Anatomie des Menschen, Band IV, hrsg. v. Leonhardt, Tillmann, Töndury, Zilles. Thieme 1988, 245.

Organismische Störungsbeseitigung besteht in Bezug auf die ständige Elimination von in der Blutbahn zirkulierenden Tumorzellen durch „natürliche Killerzellen" (Untergruppe der B-Lymphozyten).

B-Lymphozyten (Plasmazellen) produzieren Antikörper, die an Bakterien anhaften und so diese zerstören.

Als weiteres Beispiel können die Kupfferschen Sternzellen in den Lebersinusoiden gelten, die über den Darm in das Pfortaderblut gelangte Bakterien, Pilze, Parasiten und Tumorzellen endozytieren (durch Aufnahme beseitigen).

Als Beispiel für Störungskompensation durch Ersatz kann die vollständige Regeneration der Tubulusepithelzellen (Restitutio ad integrum) in der Niere[58] angeführt werden. Die vollständige Regeneration ist nur möglich, wenn lediglich organspezifische Zellen zugrunde gegangen und die epitheliale Basalmembran und/oder das perivaskuläre Bindegewebsgerüst noch erhalten sind. Dies bezieht sich neben Nierentubulusepithelien auch auf Alveolarepithelien und Leberläppchen.[59]

Als ein Beispiel für Störungsbeseitigung auf der psychosozialen (ganzheitlichen) Ebene kann die sogenannte *Resilienz* gelten – „Was mich nicht umbringt, macht mich stärker".[60] Unter Resilienz (lat. „resilire" für abprallen) wird die psychische Widerstandskraft, die Fähigkeit schwierige Lebenssituationen ohne anhaltende Beeinträchtigung zu überstehen, verstanden. Dies soll unter anderem durch Orientierung an verlässlichen Werten („shared values") gelingen, die als solche auch von vielen anderen angesehen werden. Resilienz ist nicht das Verdrängen von Problemen, sondern deren Bewältigung (Annahme und Verarbeitung, d. h. Coping).

Die Strategie der Störungskompensation beruht auf den Prinzipien des *Ersatzes*, der *Abstoßung* und der *Reparatur*, indem die jeweils vorliegenden Störungen vom Organismus widergespiegelt und durch reorganisierende Prozesse beseitigt werden.[61]

Das *Prinzip des Ersatzes* ist am Beispiel der Wundheilung mit der Bildung von Ersatzgewebe nachvollziehbar. Das *Ersatzprinzip* liegt der organismischen Redundanz zugrunde, die bei Verlust oder Ausfall eines der paarig angelegten endokrinen Organe (Adnexe, Testes) oder der Nieren wirksam wird. Die vorgenannten Organe sind quasi-identisch angelegt. Unter *organismischer Redundanz* ist die erhöhte Verfügbarkeit einer bestimmten Organleistung zu verstehen. Redundanz ist auch auf der genetischen Organisationsebene nachweisbar.

Beispiel: „Ähnlich wie bei Tumorsuppressorgenen ist jedoch *ein* intaktes Reparaturgen-Allel funktionell ausreichend, so dass erst der Defekt beider Reparaturgen-Allele zu einer erhöhten Fehlerquote bei der DNA-Replikation führt und das Auftreten neuer kritischer Mutationen beschleunigt."[62]

---

[58] Siegenthaler W, Klinische Pathophysiologie. Thieme 2001, 932.

[59] Riede UN, Schaefer HE, Allgemeine und spezielle Pathologie. Thieme 1995, 334.

[60] Nietzsche F, Götzendämmerung oder Wie man mit dem Hammer philosophiert. Abschnitt „Sprüche und Pfeile", publiziert erstmals 1889 (Verlag C.G. Naumann, Leipzig).

[61] Behr W, Herrmann U, Probleme der theoretischen Medizin. Volk Gesundh 1976, 66.

[62] Gerharz CD, Wachstum und Metastasierung maligner Tumoren: zellbiologische und molekulare Grundlagen. In: Allgemeine gynäkologische Onkologie, hrsg. v. Bender HG. U&S 1999, 27.

Bei der kongenitalen erythropoetischen Porphyrie ist die Aktivität der Uropor-phyrinogen-III-Synthetase in den Erythrozyten bei Homozygoten auf 10 % gegen-über Gesunden erniedrigt.

„Die Fähigkeit des erythropoetischen Systems dennoch vermehrt Protoporphyrin IX zu bilden […] ist als Resultat von Kompensationsmechanismen zu verstehen, die sich aus einer erhöhten Aktivität der Porphobilinogen(PBG)-Desaminase entwickeln."[63]

Das *Prinzip der Abstoßung* zeigt sich beispielsweise im Erbrechen nach Verzehr verdorbener Speisen oder im Ausstoßen eines Knochensequesters bei Osteomyelitis mit möglicher Selbstheilung[64] oder eines submukösen Myoms, das als Myoma in statu nascendi aus dem Uterus durch Kontraktionen ausgetrieben („geboren") wird. Auch die normale Geburt eines Kindes folgt dem Prinzip der Abstoßung.

Als Beispiel für das *Prinzip der Reparatur* kann die Heilung von Gewebedefekten durch sogenannte *reparative Regeneration* angeführt werden.[65] Nach Zwei-Drittel-Hepatektomie kam es im Tiermodell unter systemischer Freisetzung von Wachstums-regulatoren, die gleichermaßen auf Parenchymzellen und Stromazellen des gesamten Organs wirken, innerhalb von zwei Wochen zur vollständigen Regeneration der Leber.[66] Auch die menschliche Leber verfügt über vollständige Regenerationsfähig-keit, selbst nach massivem Zelluntergang, allerdings mit der Einschränkung, dass der Vernarbungsprozess (Fibrogenese) noch nicht eingesetzt hat.[67]

Gegen die gestörte renale Säureausscheidung (renale tubuläre Azidose) verfügt der Organismus über zwei Kompensationsmechanismen: zum einen die Reabsorption von 85–90 % des gefilterten HCO_3^- im proximalen Tubulus und zum anderen die Aus-scheidung von Säuren (z. B. H^+ als NH_4^+ und NaH_2PO_4)

„Die Hüter des Lebens sind die *DNA-Reparaturmechanismen*. […] Glücklicher-weise können unsere Zellen beschädigte Nucleotide und Fehler der DNA-Replikation sofort reparieren, so dass in der fertig replizierten DNA tatsächlich nur ganz wenige Fehler auftreten."[68]

Die Zellen verfügen über mindestens die folgenden drei DNA-Reparatur-mechanismen[69]:

- „Ein Mechanismus zum Korrekturlesen korrigiert Replikationsfehler, sobald die Polymerase sie erzeugt.
- Ein Mechanismus zur Fehlpaarungsreparatur prüft die DNA unmittelbar nach der Replikation und korrigiert alle Basenfehlpaarungen (mismatches).
- Ein Mechanismus zur Exzisionsreparatur entfernt chemisch veränderte Basen und ersetzt sie durch die funktionellen Basen."

---

[63] Doss MO u. Stölzel U, Krankheiten durch Störungen der Porphyrin- und Hämobiosynthese. In: Die Innere Medizin, hrsg. v. Gerok, Huber, Meinertz, Zeidler. Schattauer 2007, 1156.

[64] Riede UN, Schaefer HE, Allgemeine und spezielle Pathologie. Thieme 1995, 1128.

[65] Riede UN, Schaefer HE, a. a. O., 332.

[66] Riede UN, Schaefer HE, a. a. O., 333.

[67] Geier A, Leberzentrum Würzburg, 6/2019.

[68] Sadava D, Hillis DM, Heller HC, Berenbaum MR, Purves Biologie. Spektrum, 2011, 368.

[69] Sadava D et al, a. a. O., 368.

„Zellen verfügen über […] ein hocheffektives Enzymsystem zur Reparatur von DNA-Schäden, sodass die Zahl solcher spontanen Mutationen auf ein Minimum reduziert werden kann."[70]

Bei jeder sich replizierenden Körperzelle kommt es pro Tag zu etwa 60.000 Mutationen, was jedoch durch die gleichzeitige DNA-Reparatur folgenlos bleibt, es sei denn die Reparatur wird ausgeschaltet.[71]

Normalerweise werden nach Vorbild der Gene BRCA1 und BRCA2 Proteine gebildet, denen eine wichtige Funktion bei der Reparatur von Zellschäden zukommt, d. h. sie können der Entstehung von Brustkrebs entgegenwirken. Wird diese Reparaturfunktion der Proteine durch Genmutation gestört, so erhöht sich das Krebsrisiko.

Die Strategie der *molekularen Mimikry* besteht darin, dass sich unter dem Selektionsdruck Infektionserreger körpereigenen Strukturen angleichen, um somit vom Wirtsorganismus weniger leicht als fremd erkannt zu werden.

Als Beispiel für *Kompensationsaktivierung* sei die Veränderung der Hirnarteriolendurchmesser in Abhängigkeit vom systemischen Blutdruck, arteriellen Blutgasdruck und pH-Wert angeführt. So verengen sich die Gehirnarteriolen, wenn der systemische Blutdruck ansteigt und erweitern sich, wenn der Blutdruck absinkt, wodurch eine optimale zerebrale Durchblutung abgesichert wird. Ein extremer Abfall oder Anstieg des Blutdrucks ist nicht mehr kompensierbar. Der gleiche Kompensationsmechanismus der Hirnarteriolen erfolgt in Bezug auf Blut- und Gewebegase sowie Wasserstoffionenkonzentration (pH): Bei Abfall des arteriellen pCO_2 verengen sich die Gefäße ($\rightarrow$ Hirndurchblutung vermindert), dagegen erweitern sich die Arteriolen bei Anstieg des pCO_2 ($\rightarrow$ Hirndurchblutung erhöht). Bei Änderung des arteriellen pO_2 kommt es zu einer entgegengesetzten Reaktion: pO_2-Anstieg führt zur Gefäßverengung, pO_2-Abfall zur Hirngefäßerweiterung. Dieser Kompensationsmechanismus der Hirnarteriolen ermöglicht die sofortige Anpassung der zerebralen Durchblutung an plötzlich sich ändernde Parameter.[72]

Als weiteres Beispiel für Kompensationsaktivierung sei das prärenale Nierenversagen angeführt:

Hierbei kommt es zu einer renalen Minderperfusion, aufgrund derer folgende renale Kompensationsmechanismen aktiviert werden[73]:

- Steigerung der Natrium- und Wasserrückresorption $\rightarrow$ Erhöhung des effektiven Blutvolumens
- Erhöhte Freisetzung von antidiuretischem Hormon (ADH), Aktivierung des Renin-Angiotensin-Aldosteron-Systems (RAAS) und vermehrte Katecholaminausschüttung $\rightarrow$ Aufrechterhaltung der renalen Durchblutung
- Dilatation der afferenten Arteriolen (Prostaglandine) und Vasokonstriktion der efferenten Arteriolen (Angiotensin II) $\rightarrow$ Erhöhung der glomerulären Filtrationsdrücke $\rightarrow$ Stabilisierung der glomerulären Filtrationsrate

---

[70] Gerharz CD, Wachstum und Metastasierung maligner Tumoren: zellbiologische und molekulare Grundlagen. In: Allgemeine gynäkologische Onkologie, hrsg v. Bender HG. U&S 1999, 27.

[71] Vogler, Meike, 34. Deutscher Krebskongress, Berlin 2020.

[72] Siegenthaler W, Klinische Pathophysiologie. Thieme 2001, 1090/1091.

[73] Siegenthaler W, a. a. O., 927.

Organismische Strategien sind nicht nur in Bezug auf den menschlichen Organismus, sondern auch bezüglich sogenannter bakterieller Resistenzstrategien von Interesse. Diese haben sich insbesondere für multiresistente gramnegative Stäbchen (MRGN) verändert, die komplexe Resistenzmechanismen (Vielzahl von ß-Lactamasen mit verschiedenen Hydrolysespektren), fehlende Proteinkanäle (Porine) oder potente Effluxsysteme entwickelt haben.[74]

3.3.2 Strategien in der Medizin

Die Strategien in der Medizin lassen sich auf oben genannte organismische Strategien und Prinzipien zurückführen. Zahlreiche prophylaktische Maßnahmen beruhen auf dem Prinzip der *Barrierebildung*, indem dadurch schädigende Einwirkungen aus der Umwelt, wie z. B. Hitze, Giftstoffe, Stäube, Lärm oder radioaktive Strahlung zurückgehalten werden. Barrierebildung wird vor allem gegenüber Störungen angewendet, die sich einerseits nicht beseitigen lassen, denen man andererseits im Zusammenhang mit bestimmten Arbeitstätigkeiten nicht ausweichen kann. Barrierebildung ist also für die Expositionsprophylaxe von erheblicher Bedeutung. Das Vordringen des Menschen in den Weltraum oder in extreme Meerestiefe wäre ohne Barrierebildung völlig unmöglich.

Barrierebildung liegt der *Quarantäne* zugrunde, die dem Schutz vor Ausbreitung von Infektionskrankheiten dient. Quarantäne bedeutet die befristete Isolierung von Personen, die verdächtig sind, von bestimmten Infektionskrankheiten befallen und damit Überträger dieser Krankheiten zu sein. Die Dauer der Quarantäne ist dabei abhängig von der Inkubationszeit der jeweiligen Infektionskrankheit.

Der Begriff Quarantäne geht zurück auf den Regierungsbeschluss der Republik Ragusa (heute Dubrovnik) im Jahr 1377 zum Schutz vor der Pestepidemie. Diesem Beschluss zufolge hatten sich alle ankommenden Reisenden oder Kaufleute, bevor sie die Stadt betreten durften, vierzig („quartane") Tage in dafür eingerichteten Lazaretten aufzuhalten.

Heute gilt die Quarantäne als wirksame seuchenhygienische Maßnahme, die entsprechend dem Infektionsschutzgesetz in Deutschland gegenüber Pest und hämorrhagischem Fieber durchzuführen ist.

Das Prinzip Barrierebildung liegt auch der sogenannten *Isolierstation* zugrunde, die den Patienten vor Infektionen bei stark herabgesetzter Immunabwehr (z. B. Knochenmarktransplantation bei Leukämie und Gabe von Immunsuppressiva) schützen soll.

Die Kautelen zur *Asepsis*, d. h. Vorgehens- und Verhaltensregeln, z. B. sterile Operationsinstrumente, -abdecktücher, -kleidung, entsprechen der Barrierebildung, um mikrobielle Kontamination bei Wundversorgung oder invasiven Eingriffen zu vermeiden. Wundverbände bilden eine Barriere gegenüber mikrobiellen und mechanischen Einwirkungen.

---

[74] Kappstein I, Nosokomiale Infektionen. Thieme 2009, 324–329.

Das Barriereprinzip findet Anwendung beim sogenannten *Cavaschirm*, einem schirmförmigen Kunststofffilter, der zur Prophylaxe von Lungenembolien bei Thrombose in Becken- oder Beinvenen in die untere Hohlvene (Vena cava inferior) implantiert wird.

Auch das Einsetzen von *Kunststoffnetzen* folgt dem Barriereprinzip. So wird ab einem Durchmesser des Bauchwanddefekts von über 1 bis 2 cm die Rekonstruktion der Bauchwand zusätzlich durch Implantation eines Kunststoffnetzes verstärkt und damit einem Narbenbruchrisiko entgegengewirkt.

Schutzmaßnahmen gegenüber Hitze-, Kälte-, Lärm-, Blend- Geruchs- und Schadstoffeinwirkung entsprechen ebenfalls dem Barriereprinzip.

Der *Inkubator* bietet dem Frühgeborenen eine überlebenswichtige Schutzbarriere, sodass Thermoneutralzone und erhöhte Luftfeuchtigkeit aufrechterhalten werden können.

Thermoneutralzone bedeutet das Herstellen der jeweils angemessenen Inkubatortemperatur, bei der das Frühgeborene den kleinsten Energieumsatz und damit den geringsten Sauerstoffverbrauch hat. Die Inkubatortemperatur von 32°C wäre bei einem drei Tage alten Kind von 1700 g zu kalt, bei einem acht Tage alten Kind von 2800 g zu warm. Durch Anfeuchtung der Umgebungsluft auf 80 % wird der transepidermale Wasserverlust bei Frühgeborenen niedrig gehalten.[75]

Das *Prinzip des Ausweichens* ist sowohl für Prophylaxe als auch Therapie von Bedeutung. So basiert eine Reihe prophylaktischer Maßnahmen auf der Empfehlung einer entsprechenden Verhaltensweise, die darauf abzielt, gesundheitsschädigenden Faktoren auszuweichen. Quarantäne kann auch Ausweichen bedeuten, wenn sich bei Pandemien gesunde, nichtinfizierte Menschen an einen von Infizierten weit genug entfernten Aufenthaltsort begeben und dort vorübergehend leben.

Als historisches Dokument hierzu kann das in die Weltliteratur eingegangene „Dekameron" von *Giovanni Boccacio*, eine Sammlung von 100 Novellen, angesehen werden. Die Rahmenhandlung dafür bildete die *Flucht* einer Gruppe von jungen Leuten *vor der 1348 in Florenz wütenden Pest* auf einen idyllischen Landsitz, wo sie unbeschwert ihre Zeit verbrachten und jeden Tag nachmittags zusammenkamen, wobei reihum jeder jeweils eine Geschichte erzählen musste.

Unter therapeutischem Aspekt findet das Prinzip des Ausweichens bei jenen Erkrankungen Anwendung, zu deren Therapie eine bestimmte Diät, eine Einschränkung der physischen und psychischen Belastung sowie ein Milieuwechsel zum Zweck der Ausschaltung schädigender Einwirkungen empfohlen wird. So ist z. B. die Behandlung einer *chronischen Niereninsuffizienz* mit einer speziellen *Nierendiät*, die *Glutenallergie* mit einer glutenfreien Ernährung, die arterielle Hypertonie mit dem Vermeiden von Dauerstress, die *eosinophile Oesophagitis* mit *Eliminationsdiäten* zum Erkennen und Vermeiden auslösender Allergene verbunden.

Im BMBF-Verbundprojekt TAhRget soll erforscht werden, welche Nahrungsbestandteile, Stoffwechselprodukte, Ernährungsformen sich negativ und welche

---

[75] Obladen M, Maier RF, Neugeborenenintensivmedizin. Springer 2006, 40, 370.

sich positiv auf Aryl-Hydrocarbon-Rezeptor(AhR)-vermittelte chronische Entzündungsprozesse (chronische Niereninsuffizienz) sowie Autoimmunerkrankungen auswirken.[76] Das Projekt basiert damit auf dem Prinzip Ausweichen.

Als Beispiel kann auch die Einschränkung der körperlichen Belastung bei *Herzinsuffizienz* oder vorübergehend in der Rekonvaleszenz gelten.

Ein weiteres Beispiel für Ausweichen bildet die sogenannte *Kokon-Strategie*, durch die Säuglinge und Kleinkinder bis zu deren abgeschlossener Grundimmunisierung vor der Übertragung von Pertussis durch Kontaktpersonen indirekt geschützt werden. Der Kindesmutter wird angeraten, sich vor ihrer Schwangerschaft oder im Wochenbett gegen Pertussis impfen zu lassen.

Auch der Verzicht auf Nikotin, Alkohol und Drogen bei *Abusus* (Sucht) entspricht dem Prinzip des Ausweichens; des Weiteren das Vermeiden der Exposition gegenüber Allergenen (z. B. Pollenallergie).

Dem *Prinzip der Störungsbeseitigung* entspricht die Anwendung des Bcl-2-Hemmers Venetoclax. Tumorzellen können den Tumorsuppressor p53 inaktivieren und entgehen dadurch der Apoptose, die eine Form des programmierten Zelltods darstellt. Durch Bcl-2-Hemmer wird die Apoptosehemmung der Tumorzelle rückgängig gemacht.

Ebenfalls dem Prinzip der Störungsbeseitigung folgen die Vascular-Endothelial-Growth-Factor(VEGF)-Inhibitoren, indem sie den vaskulären endothelialen Wachstumsfaktor blockieren und dadurch die *Tumorangiogenese* (Aussprossen von Tumorblutgefäßen) hemmen, Tumorblutgefäße zerstören und überlebende Tumorblutgefäße normalisieren. Letzteres führt dazu, dass einerseits die Blutversorgung zunimmt, andererseits der Medikamententransport verbessert wird und die Strahlenempfindlichkeit ansteigt.

Weitere Beispiele für Störungsbeseitigung sind: Desinfektion, Antibiose, Thrombektomie, Tumorektomie, extrakorporale Stoßwellenlithotripsie bei Nierensteinen bis zu einer Größe von 2 cm, operative Durchtrennung eines Verwachsungsstrangs (Bride) beim mechanischen Ileus, operative oder medikamentöse Beseitigung der Tubargravidität, hysteroskopische Myomektomie bei submukösem Myom als Ursache für Menorrhagie.

Die *Strategie der Erhöhung der Kompensationsbreite* beruht auf einer Erweiterung des Kompensationsspektrums sowie einer Optimierung der organismischen Kompensationsfähigkeit. Dies erfolgt über die Anwendung der *Prinzipien der Kompensationssubstitution, der Kompensationsaktivierung sowie der Kompensationshemmung*.

Das Prinzip der Kompensationssubstitution beruht darauf, dass durch eine bestimmte prophylaktische bzw. therapeutische Maßnahme Störungen kompensiert werden, wozu der Organismus allein nur bedingt oder überhaupt nicht in der Lage ist. Als Beispiel sei die Organtransplantation oder die passive Immunisierung genannt. Auch das sogenannte Sportlerherz (aufgrund von regelmäßigem Ausdauertraining auf Leistungssportniveau) kann als Beispiel für Kompensationssubstitution des Organismus gelten.

---

[76] BMBF-Verbundprojekt TAhRget. Dtsch Ärztebl, Jg 119, H 44, 4.11.2022, A 1920.

Die humoralen oder zellulären Immunreaktionen beim Krebspatienten sind nicht ausreichend, um das Tumorwachstum zu verhindern, sodass immuntherapeutische Strategien verfolgt werden, die darauf abzielen, die Präsentation von Tumorantigenen zu verbessern oder effektivere und zielgenauere Antikörper herzustellen.[77]

Die Niere ist das am häufigsten transplantierte Organ, das Ein-Jahres-Überleben von postmortalen Nierentransplantaten liegt bei 89 % und das von Lebendspenden bei 95 %.[78]

Bei terminaler Niereninsuffizienz können zur Kompensationssubstitution außer der Nierentransplantation die Hämodialyse oder Peritonealdialyse durchgeführt werden. Bei den zu wiederholenden Dialysen werden jeweils die harnpflichtigen Stoffe (Störung) aus dem Blut entfernt. Die beste Möglichkeit kompletter Rehabilitation ist mit der Nierentransplantation gegeben. Bei der Dialyse wird nur ein kleiner Teil der Nierenfunktion ersetzt, nicht dagegen die endokrine und antiinflammatorische Wirkung.[79]

Am 07.01.2022 wurde von *Bartley Griffith* und seinem Team in Baltimore (Maryland) in einer achtstündigen Operation einem 57-jährigen Patienten mit lebensgefährlicher Herzkrankheit ein *genetisch verändertes Schweineherz transplantiert*. Er war der erste Patient, der ein solches tierisches Transplantat erhielt und damit zwei Monate überlebte.

Seit geraumer Zeit versuchen Wissenschaftler Organe, auch Nieren und Lungen in Schweinen zu züchten.[80] Das Transplantieren von genetisch der jeweiligen Empfängerperson angepassten Organen entspricht der Strategie der Kompensationssubstitution (Organersatz), die mit der Strategie der Störungsvermeidung (keine Abstoßungsreaktion) durch genetische Veränderung gekoppelt wird. Das Übertragen von lebensfähigen Zellen, Geweben oder Organen von Tieren auf den Menschen gehört in das Forschungsgebiet der *Xenotransplantation*.

Im November 2021 wurde im Universitätsklinikum Schleswig-Holstein ein komplettes *Kunstherz* eingesetzt, wobei das kranke Herz bis auf die beiden Herzvorhöfe entfernt wurde.

Das *Kunstherz* soll die Zeit, bis ein Spenderherz zur Verfügung steht, überbrücken („bridge to transplantation") oder es kann der Erholung des Herzens dienen („bridge to recovery"). Das Kunstherz entspricht der Strategie des Kompensationsersatzes und der Strategie der Störungsvermeidung (keine Abstoßungsreaktion, Blutverdünnereinnahme).

Die Transplantationschirurgie scheint mit der angestrebten *Kopftransplantation* auf einen Spenderkörper an ihre Grenzen gestoßen zu sein.

---

[77] Schirrmacher V, Immuntherapie von Karzinomen? Dtsch Ärztebl Jg 99, H 13, 2002, A848.

[78] Chandraker A, Milford EL, Sayegh MH, Transplantation in der Therapie des Nierenversagens. In: Harrisons Innere Medizin, hrsg. v. Longo, Fauci, Kasper, Hauser et al. ABW 2012, 2516.

[79] Bargman JM, Skorecki K, Chronische Niereninsuffizienz. In: Harrisons Innere Medizin, hrsg. v. Longo, Fauci, Kasper, Hauser et al. ABW 2012, 2508.

[80] Erstmals Schweineherz-Transplantation. https://www.faz.net/aktuell/gesellschaft/gesundheit/erstmals-schweineherz-transplantation-fuer einen menschen.

Der italienische Neurochirurg *Sergio Canavero* versucht seit geraumer Zeit eine Kopftransplantation durchzuführen. Auf einer Pressekonferenz in Wien am 17. November 2017 erklärte er nach Transplantation eines Kopfs auf einen toten menschlichen Körper (Operationsdauer 18 h, chinesisches Team von zwölf Ärzten, Harbin Medical University in China): „Viel zu lange hat die Natur uns ihre Regeln diktiert."[81] Die Kosten einer geplanten Lebendkopftransplantation wurden auf etwa 12,7 Mio € veranschlagt. *Xaoping Ren* gelang es, einen Affenkopf auf einen Primatenkörper zu transplantieren. Hierbei wurde zur Verminderung von Blutverlust und Gewebsschädigung mit Nanoskalpell in temperaturkontrollierter Vakuumkammer operiert. Der Affe sei nach 20 bzw. 24 h eingeschläfert worden.

Bei Nebennierenrindeninsuffizienz und adrenogenitalem Syndrom (AGS) gilt die Substitution mit dem natürlichen Glucocorticoid Cortisol als Mittel der Wahl (Beispiel für Kompensationssubstitution).

Ein weiteres Beispiel für Kompensationssubstitution ist die *Gentherapie*, wobei ein defektes oder fehlendes Gen durch eine gesunde Version ersetzt wird.[82]

Erstmals bei einem Menschen, der vierjährigen Ashanti DeSilv, die an einem seltenen Gendefekt, dem erblichen Adenosin-Desaminase(ADA)-Mangel leidet, wurde am 14.09.1990 eine Gentherapie durchgeführt. ADA ist ein Enzym des Nukleinsäurestoffwechsels, das in T-Lymphozyten die Akkumulation von toxischen Metaboliten verhindert. Bei ADA-Defizienz gehen daher die T-Lymphozyten zugrunde, woraus ein schwerer kombinierter Immundefekt („severe combined immunodeficency", SCID) resultiert. Ein Überleben der Kinder war nur bei extremer Isolierung möglich. Bekannt geworden ist der „bubble boy" David aus Houston, der nur in einem Plastikzelt überlebte und mit zwölf Jahren starb. Bei der Gentherapie von Ashanti hatte man nicht Stammzellen, sondern T-Zellen mit retroviralen Vektoren, die das ADA-Gen übertrugen, transduziert. Die das ADA-Gen enthaltenden Zellklone wurden selektioniert, ex vivo kultiviert und danach reinfundiert – eine Prozedur, die in den ersten zehn Monaten alle sechs bis acht Wochen, danach halbjährlich oder jährlich wiederholt wurde.[83]

Den Prinzipien *Kompensationsaktivierung* und *Kompensationshemmung* liegen Förderung bzw. Hemmung der kompensatorischen Aktivität des Organismus durch entsprechende Maßnahmen zugrunde.

Aktive Immunisierung (Impfen) ist ein Beispiel für Kompensationsaktivierung.

Die Wehenmittelgabe bei uteriner Hypoaktivität (Wehenschwäche) wegen protrahiertem Geburtsverlauf kann dem Prinzip der Kompensationsaktivierung zugeordnet werden, ebenso die Gabe von Sekretomotorika (z. B. ß-Sympathikomimetika), welche die Motilität der Cilien aktivieren und dadurch die Expektoration fördern.

---

[81] Der Philosoph *Francis Bacon* (1561–1626) war gegensätzlicher Auffassung: „natura non nisi parendo vincitur" (Die Natur beherrscht nur, der ihr gehorcht).

[82] Burger J, Gentherapie, Hoffnungsträger der molekularen Medizin. Innovartis 1/1998,32

[83] Burger J, Gentherapie, a. a. O.

Folgende Beispiele können für Kompensationshemmung angegeben werden:

- Wehenhemmung (Akuttokolyse) bei uteriner Hyperaktivität wegen relativem Missverhältnis, ansonsten kann die Sauerstoffmenge des intervillösen Raums nicht mehr voll ergänzt werden und es entsteht eine fetale Azidose.
- Gabe von immunsuppressiven Medikamenten (z. B. Cortison) oder sogenannten Biologicals zur Behandlung von Autoimmunerkrankungen. Biologicals werden gentechnisch hergestellt, haben Ähnlichkeit mit humanen Antikörpern (werden daher nicht vom Immunsystem erfasst) und greifen gezielt in die Kommunikation zwischen Immunzellen ein.
- Desensibilisierung (Hyposensibilisierung) gegenüber Allergenen. Hierbei erfolgt ein langsamer Gewöhnungsprozess bei schrittweise erhöhten Allergendosen, wodurch die Allergie nicht beseitigt, jedoch deren Symptomatik vermindert werden kann.
- Beim Morbus Basedow – einer Autoimmunerkrankung, wobei die Schilddrüse über TSH-Rezeptor-Antikörper unkontrolliert stimuliert wird (→ Hyperthyreose) – erfolgen zunächst (12–18 Monate) die Gabe eines Thioamids (Thyreostatikum) zur Kompensationshemmung und danach im Fall eines Rezidivs (in etwa 50 %) die chirurgische Entfernung oder Radiojodtherapie (Störungsbeseitigung). Das Beispiel zeigt den zweiseitigen Ansatz sowohl bezüglich Kompensation als auch Störung.

Die vorgenannten sechs Prinzipien liegen dem ärztlichen Handeln zugrunde. Der Arzt wird sich entsprechend dem Wissensstand und der individuellen Situation zu entscheiden haben, nach welchen Prinzipien vorzugehen ist.

3.3.3 Missverhältnisse zwischen Störung und Kompensation

Durch Anwendung oben genannter Prinzipien wird es möglich, Missverhältnissen zwischen Störung und Kompensation über eine Erhöhung der Kompensationsbreite oder Beseitigung von Störungen gezielt entgegenzuwirken bzw. diese zu durchbrechen. Insgesamt können *drei Typen von Missverhältnissen* unterschieden werden – das *absolute bzw. relative Missverhältnis,* das *kumulative Missverhältnis* und das *ambivalente Missverhältnis.*[84]

Das absolute bzw. relative Missverhältnis ist dadurch charakterisiert, dass Störungen auf den Organismus einwirken bzw. in ihm wirken, die dieser nicht optimal zu kompensieren vermag, weil er nicht über den hierzu erforderlichen Kompensationsmechanismus verfügt. Dies kann einerseits darauf zurückzuführen sein, dass die Stö-

---

[84] Behr W, Herrmann U, Probleme der theoretischen Medizin. Volk Gesundh Berlin 1976.

rungen die normale Kompensationsfähigkeit des Organismus übersteigen, und andererseits, dass pathologische Veränderungen der Kompensationsfähigkeit vorliegen. Fehlt dem Organismus der entsprechende Kompensationsmechanismus dabei völlig, so handelt es sich um ein absolutes Missverhältnis, erweist sich der Kompensationsmechanismus dagegen lediglich als zu schwach, so besteht ein relatives Missverhältnis. So handelt es sich z. B. bei einer Magenperforation, einer Uterusruptur oder einer fortgeschrittenen Schrumpfniere um ein absolutes Missverhältnis. Dagegen besteht bei der ungenügenden Immunabwehr im Fall einer Infektionskrankheit oder dem Insulinmangel beim juvenilen Diabetes mellitus ein relatives Missverhältnis. Der Verhinderung bzw. Durchbrechung eines absoluten Missverhältnisses liegt die Anwendung des Prinzips der Kompensationssubstitution zugrunde: Verschluss der Perforationsöffnung (Magen), Naht der Rissverletzung (Uterus), Dialyse (Schrumpfniere)

Die *primäre Prophylaxe* zielt darauf ab, das Auftreten von Störungen, die der Organismus nicht zu kompensieren vermag, zu verhüten, während die Therapie darauf ausgerichtet ist, derartige Störungen zu beseitigen. Das Auftreten einer Magenperforation kann z. B. durch rechtzeitige Diagnose und Therapie eines Magenulkus (Heliobacter-pylori-Eradikation, säurehemmende Medikamente) verhindert werden, während die Kompensation der ulkusbedingten Magenperforation auf operativem Wege erfolgt.

Die *sekundäre Prophylaxe* liegt der Früherkennung und Frühbehandlung von Erkrankungen zugrunde. Bei genetisch nachgewiesener BRCA1-Mutation ist eine sekundäre Prophylaxe durch Elimination des Erfolgsorgans dieser Störung, d. h. durch prophylaktische beidseitige Mastektomie möglich. Durch intensivierte Früherkennung bei BRCA1, d. h. Hinzunahme der Magnetresonanzmammografie, kann alternativ eine Frühdiagnose und Frühtherapie des Mammakarzinoms erfolgen mit dem Ziel, einer Metastasierung zuvorzukommen. Die tertiäre Prophylaxe beim Mammakarzinom besteht darin, durch langzeitige adjuvante Maßnahmen (unter anderem Aromatasehemmer, Bisphosphonate) eine Rezidivierung zu vermeiden.

Im Unterschied zum *absoluten Missverhältnis* beruht das Verhindern bzw. Durchbrechen eines relativen Missverhältnisses einerseits auf dem Prinzip der Kompensationsaktivierung und andererseits auf dem Prinzip der Kompensationssubstitution.

Kompensationsaktivierung in diesem Sinn liegt z. B. der aktiven Immunisierung (Impfung) als Maßnahme zum Verhindern des Auftretens einer Reihe von Infektionskrankheiten zugrunde.

Während das absolute oder relative Missverhältnis auf ein Defizit an kompensatorischer Aktivität zurückführbar ist, beruht das *kumulative Missverhältnis* darauf, dass Störungen über die Aktivität von Kompensationsmechanismen verstärkt werden. Der entsprechende Kompensationsmechanismus wirkt dann nicht störungskompensierend, sondern störungssetzend.

Ein *kumulatives Missverhältnis* kann zum einen dadurch entstehen, dass *Kompensationsmechanismen aufgrund pathologischer Prozesse* in Gang gesetzt werden. Ein typisches Beispiel dafür ist die Auslösung von Erbrechen durch erhöhten intrakraniellen Hirndruck. Das Erbrechen ist in diesem Zusammenhang keine kompensatorische Reaktion auf das Vorliegen einer Störung, etwa einer Vergiftung, sondern wird über pathologische Veränderungen im Gehirn (Tumor oder Blutung) mit

Reizung des Brechzentrums (Area postrema) ausgelöst, wodurch es zur Setzung weiterer Störungen im Wasser- und Elektrolythaushalt kommt. Der Kompensationsmechanismus Erbrechen verwandelt sich hier in einen Störungsmechanismus.

Zum anderen kann ein kumulatives Missverhältnis darauf zurückzuführen sein, dass nichtkompensierbare Störungen vorliegen, auf die der Organismus infolge der zwischen Störung und Kompensation bestehenden Rückkopplung aktiv reagiert. So besteht die Reaktion des Organismus auf ein Geburtshindernis (z. B. zervixnahes oder zervikales Myom) in der Austreibungsperiode in einer Verstärkung der Wehentätigkeit. Kann dadurch das Geburtshindernis überwunden (kompensiert) werden, so führt die verstärkte Wehentätigkeit zur Geburt des Kindes. Wird jedoch nicht rechtzeitig die Unüberwindbarkeit des Geburtshindernisses erkannt und die Geburt durch Kaiserschnitt beendet, so steigert sich die Wehentätigkeit *kumulativ* bis zum Wehensturm und führt darunter schließlich zur Uterusruptur (Gebärmutterzerreißung). Liegen also Störungen vor, welche das Kompensationsvermögen des Organismus überschreiten, so werden als Folge erheblich verstärkter Kompensation neue Störungen gesetzt, womit der Kompensationsmechanismus in sein dialektisches Gegenteil umschlägt.

Das Verhindern oder Durchbrechen eines kumulativen Missverhältnisses beruht auf der Anwendung des Prinzips der Kompensationssubstitution sowie des Prinzips der Kompensationshemmung. Bezogen auf die beiden oben genannten Beispiele bedeutet das für erhöhten Hirndruck bzw. Geburtshindernis kompensationssubstituierende Operation (Spinalpunktion, Schädeleröffnung bzw. Kaiserschnitt) sowie kompensationshemmende Maßnahmen (Emetikum-, Diuretikumgabe bzw. Tokolyse).

Das *ambivalente Missverhältnis* ist dadurch charakterisiert, dass Störungen kompensiert und gleichzeitig bedeutsamere Störungen gesetzt werden. Ein und derselbe Kompensationsmechanismus erweist sich somit einerseits als störungskompensierend, andererseits jedoch als störungssetzend. Als typisches Beispiel hierfür kann die Nierentransplantation gelten, wobei die fehlende Nierenfunktion als Störung kompensiert und gleichzeitig der Abbau der körperfremden Niere (letztlich deren Abstoßung) über die körpereigene Immunabwehr als Störung gesetzt wird. Dieser Störung versucht man durch immunsuppressive Therapie (Hemmung des organismischen Störungsschutzes) entgegenzuwirken. Die Gabe von Immunsuppressiva führt jedoch zu erhöhter Infektanfälligkeit, d. h. einer Störungssetzung. Nierentransplantation und Immunsuppression erweisen sich somit jeweils als ambivalent: Einerseits störungsschützend gegenüber dem Ausfall der Nierenfunktion bzw. dem Wirksamwerden der Immunabwehr und andererseits störungssetzend in Bezug auf die Organabstoßung bzw. Infektanfälligkeit.

Ein ambivalentes Missverhältnis kann auch darauf beruhen, dass eine vorliegende Störung zwar optimal kompensiert wird, hierdurch aber an einer anderen Stelle des Organismus eine bedeutsamere Störung gesetzt wird. So ist z. B. die Aktivierung des fibrinolytischen Systems im septischen Schock bezogen auf die in der Peripherie vorliegenden Mikrothromben eine kompensatorische Reaktion. Gleichzeitig wird hierdurch eine verstärkte Blutungsneigung bewirkt, die bei Vorliegen einer Blutungsquelle, etwa einem sich im Gang befindlichen Abort, eine tödlich verlaufende Blutung zur Folge haben kann.

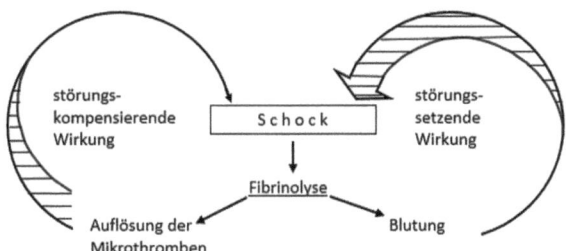

Abb. 3.4 Strategien zur Einflussnahme auf das Missverhältnis zwischen Störung und Kompensation (n. Behr W, Herrmann U, 1976). Die Abbildung zeigt das widersprüchliche Missverhältnis zwischen Kompensation einer Störung und dem daraus resultierenden Setzen einer bedeutsameren Störung beim septischen Schock. Hier werden durch Aktivierung der Fibrinolyse einerseits Mikrothromben aufgelöst (störungskompensierende Wirkung, dünner Pfeil) und andererseits dadurch Blutungen (störungssetzende Wirkung) hervorgerufen, die das Schockgeschehen verstärken (breiter Pfeil)

Bei beiden Formen des ambivalenten Missverhältnisses ist somit die kompensatorische Reaktion mit ihrem dialektischen Gegensatz (Störung) verbunden.

Welche prinzipiellen Möglichkeiten der Verhinderung bzw. Durchbrechung des ambivalenten Missverhältnisses kommen in Betracht?

Beim ambivalenten Missverhältnis kommt es darauf an, störungssetzende Kompensationsmechanismen weitestgehend zu blockieren oder zu minimieren (Beispiel: Abstoßung eines Organtransplantats).

Das Durchbrechen eines ambivalenten Missverhältnisses kann auf dem Herstellen eines Kompromisses („Goldene Mitte") zwischen störungskompensierenden und störungssetzenden Mechanismen basieren (Beispiel: septischer Schock; Abb. 3.4).

Ein *Zielkonflikt* besteht, wenn „Vorteile in Bezug auf einzelne Zielgrößen durch Nachteile hinsichtlich anderer Zielgrößen ‚erkauft' werden".[85]

Als Beispiel sei die gestielte TRAM-Lappenplastik angeführt, bei der Hautfettgewebe vom Unterbauch gestielt am geraden Bauchmuskel an die Stelle der entfernten Brust eingeschwenkt wird. Bei dieser plastischen Operation wird einerseits der Wiederaufbau der Brust erzielt, andererseits erfolgt dabei eine Schwächung der Bauchwand mit dem Risiko einer Hernienbildung.

Beim Zielkonflikt handelt es sich nach dem Störungs-Kompensationskonzept um ein ambivalentes Missverhältnis.

Zielkomplentärität: Zwei Ziele sind komplementär, wenn mit einer Maßnahme zur Erreichung des einen Ziels gleichzeitig ein anderes Ziel erfüllt wird.[86] Als Beispiel hierfür können sogenannte *onkoplastische Operationen* gelten. Bei diesen werden durch entsprechende Schnittführung einerseits ein Krebsherd in der Brust entfernt und andererseits gleichzeitig die Brustästhetik (wieder-)hergestellt. Zielkomplementarität besteht auch bei sogenannten adjuvanten Therapien bei Brustkrebs (Chemotherapie, Strahlentherapie und Antihormontherapie).

---

[85] Laux H, Gillenkirch RM, Schenk-Mathes HY, Entscheidungstheorie. Springer Gabler 2012, 45.
[86] Laux H, Gillenkirch RM, Schenk-Mathes HY, a. a. O.

3.3.4   Störungs-Kompensations-Verläufe

Wie aus Abb. 3.5 hervorgeht, gibt es unterschiedliche Verlaufsformen der Krankheit, die sich aus der Dynamik der Störungs-Kompensations-Relation ableiten.

Einphasiger Verlauf bedeutet, dass die Störung persistiert (Beispiel: Katarakt), während die Störung beim *zweiphasigen Verlauf* kompensiert wird (Beispiel: Infektionskrankheit). Während beim einphasigen Verlauf die Existenzursache persistiert, kommt es beim zweiphasigen Verlauf im Kipppunkt zu einem qualitativen Umschlag der Entwicklungsursache von Pathogenese zu Sanogenese. Klinisch findet sich der zweiphasige Verlauf unter anderem im Stadium incrementi und Stadium decrementi des Fieberverlaufs reflektiert. Während im aufsteigenden Schenkel der Kurve die Dominanz der Störung gegenüber der Kompensation dargestellt ist, findet im absteigenden Schenkel die Dominanz der Kompensation über die Störung ihren Ausdruck.

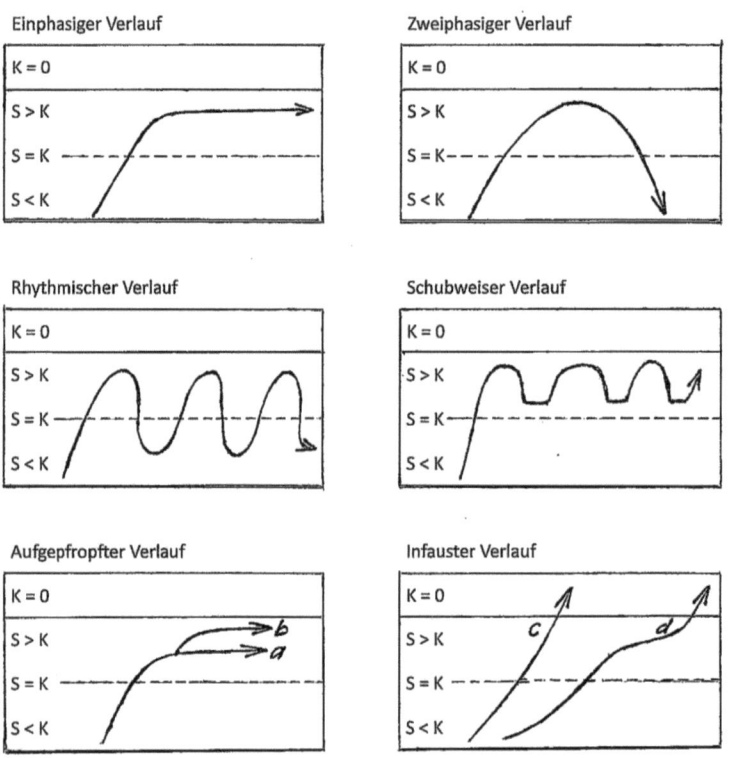

Abb. 3.5 Störungs-Kompensations-Verlaufsformen bei Erkrankungen. In den Diagrammen sind sechs unterschiedliche Verlaufstypen bezogen auf die Störungs(S)-Kompensations(K)-Relation dargestellt. Diese bleibt beim einphasigen Verlauf auf einem bestimmten Niveau (S>K) konstant, kehrt beim zweiphasigen Verlauf nach Erreichen des Scheitelpunktes auf das Niveau S<K zurück, folgt beim rhythmischen Verlauf einem sich wiederholenden Wechsel zwischen S>K und S<K. Das Störungs-Kompensations-Verhältnis wechselt beim schubweisen Verlauf innerhalb von S>K, verstärkt sich zusätzlich (b) beim aufgepfropften Verlauf (S>K) und führt beim infausten Verlauf (K=0) rasch (c) oder langsam (d) zum Exitus letalis (Tod). Bei S=K (unterbrochene Linie) werden Störungen noch kompensiert

Beim *rhythmischen Verlauf* schwankt die Störungs-Kompensations-Relation zwischen pathologisch und normal. Beispiele hierfür: a) zyklische Neutropenie, bei der in einem etwa dreiwöchigen Rhythmus die neutrophilen Granulozyten deutlich absinken, was mit erhöhter Infektanfälligkeit verbunden ist; b) Malaria tertiana (Plasmodium vivax) oder Malaria quartana (Plasmodium malariae), wobei es zum periodischen Auftreten von Fieber in bestimmten Zeitabständen alle 48 oder 72 h kommt.

Der *schubweise Verlauf* ist dadurch charakterisiert, dass sich die Schübe im pathologischen Bereich abspielen (Störung > Kompensation), ohne zwischenzeitlich in den normalen Bereich (Störung < Kompensation) zu wechseln (Beispiele: chronische entzündliche Darmerkrankungen oder rheumatische Erkrankungen).

Beim *aufgepfropften Verlauf* setzt sich auf die Grundstörung eine zusätzliche Störung. Als typisches Beispiel sei die Pfropfgestose genannt, eine hypertensive Schwangerschaftserkrankung, die sich auf eine bereits vor der Schwangerschaft bestehende arterielle Hypertonie aufpfropft und zur Präeklampsie führen kann.

Der *infauste Verlauf* besteht im letztlich fehlenden Kompensationsvermögen (K = 0) gegenüber einer irradiierten Störung, sodass es je nach Ausmaß der Störung zu einem schnell einsetzenden bzw. langsam fortschreitenden Zusammenbruch der Stabilität des Organismus kommt (Beispiele: fulminante Lungenarterienembolie; Duchenne-Muskeldystrophie).

3.3.5 Non-liquet-Situation („Nichts dafür, nichts dagegen")

Wenn sich das ärztliche Vorgehen nicht eindeutig entscheiden lässt („non liquet"), so kann in einer solchen Situation durch *kontrolliertes Abwarten, d. h. engmaschige Parameterkontrollen*, versucht werden mehr Eindeutigkeit zu gewinnen oder es wird bei erhöhtem Sicherheitsbedürfnis das im Vergleich risikoärmere Vorgehen gewählt. Als Beispiel hierfür sei der in großen Zeitabständen wiederkehrende Unterbauchschmerz rechts angeführt, der hinweisend auf eine sogenannte chronisch rezidivierende Appendizitis sein kann, jedoch nach Appendektomie häufig kein makro- oder mikroskopisch pathologischer Befund an der Appendix vermiformis zu erheben ist.[87]

Die ärztlichen Entscheidungen beziehen sich stets auf eine bestimmte behandlungs- oder beratungsbedürftige Person (Patient). Basis der Entscheidungen durch den Arzt bilden dessen Wissen, eingeschlossen sein Erfahrungswissen.

Kritisch betrachtet gründet das ärztliche Handeln **objektiv** auf meist unvollständigem Wissen.

Objektiv unvollständiges Wissen ist zu beziehen auf die begrenzte Erfassbarkeit von organismischer Komplexität, Prognose und Individualspezifität. In der medizinischen Praxis genügt jedoch das im Einzelfall vorhandene Wissen, um eine überwiegend wirksame Behandlung durchführen zu können.

---

[87] Koslowski L, Bushe KA, Junginger T, Schwemmle K, Die Chirurgie. Schattauer 1999, 613.

3.3.6 Allokationsparadigmen

Die Allokationsparadigmen gehören zu den Entscheidungsräumen.

Bei dem Einsatz von Ressourcen in onkologischer Forschung und Praxis ist zwischen *egalitärem* und *utilitaristischem Allokationsparadigma* zu unterscheiden.

Das egalitäre Allokationsparadigma besteht in der gleichmäßigen Ressourcenverteilung auf alle Patienten, sodass für jeden die indikationsgerecht gleichartige, ausreichende Krebstherapie gewährleistet ist.

Dem utilitaristischen Allokationsparadigma zufolge werden die begrenzt vorhandenen Ressourcen primär für *die* medizinischen Maßnahmen eingesetzt, die höchste Effizienz erwarten lassen.

„Traditionell hat sich die Onkologie bis heute fast nur auf die Frage konzentriert, ob eine Behandlung eine Remission erzeugt oder eine Lebensverlängerung bei tolerabler Toxizität herbeiführt […] In Zukunft wird sich die Gesellschaft fragen müssen, ob die durch Krebstherapien erzielten Lebensverlängerungen die verbrauchten Ressourcen wert sind, da sie für andere Zwecke […] nicht mehr zur Verfügung stehen. Die Frage der Zukunft wird nicht mehr sein, ob eine Therapie wirksam ist, sondern ob sie verglichen zu anderen Therapiemöglichkeiten in der Medizin effizient ist.“[88]

Bisher erfolgte die Ressourcenallokation nicht nur bezogen auf die Onkologie, sondern generell in der medizinischen Behandlung nach dem egalitären Paradigma, jedoch erscheint der Wechsel zum utilitaristischen Allokationsparadigma aufgrund begrenzter Ressourcen unausweichlich.

Zudem sind die Möglichkeiten egalitärer Verteilung bei begrenzten Ressourcen – d. h. die gleichartige, nicht ausreichende oder die gleichartige, jedoch nur zeitversetzt verfügbare Behandlung – in der Onkologie nicht anwendbar.

Entscheidungen bezüglich onkologischer Prioritäten – entsprechend dem utilitaristischem Allokationsparadigma – können letztlich nur durch eine komplexe öffentliche Diskussion unter Beteiligung aller gesellschaftlich relevanten Gruppen getroffen werden.

Durch das utilitaristische Allokationsparadigma wird im Entscheidungsfall die Maxime „Lebensqualität vor Überlebenszeitgewinn!“ gestützt.

Bei *Triage* (Auswahl, Sichtung) geht es um die *Allokation intensivmedizinischer Behandlung bei Ressourcenknappheit* aufgrund plötzlicher zahlreicher schwerst betroffener, intensivtherapiepflichtiger Patienten (Coronapandemie, Massenunfälle). In einer solchen Ausnahmesituation muss letztlich eine ethisch-moralisch schwere Entscheidung nach dem *Mehraugenprinzip* und den klinischen Erfolgsaussichten (Erwartung) getroffen werden, welche Patienten für die Intensivbehandlung vorrangig auszuwählen sind.

---

[88] Hartmann M, Kath R, Höffken K, Paradigmenwechsel: Von der egalitären zur utilitaristischen Onkologie. Der Onkologe 6; 2000, 564.

Triagieren kommt ursprünglich aus der Militärmedizin und wurde 1792 von dem französischen Chirurgen *Larey* während der Napoleonischen Kriege entwickelt. Damals wurde die Triage angewendet, um aus der Vielzahl verletzter Soldaten diejenigen mit den besten Aussichten auf rasche Genesung auszuwählen, um diese dann möglichst schnell wieder im Krieg einzusetzen.

Eine Therapie bei spinaler Muskelatrophie (SMA) kostet mit Zolgensma, dem zurzeit wohl teuersten Medikament, etwa 2 Mio €. Die Anschaffungskosten für ein Da-Vinci-Operationssystem belaufen sich auf 1,6 bis 2 Mio €. SMA ist eine seltene Erkrankung (1/12.000), die je nach Typ vor dem sechsten Lebensmonat oder erstmalig im Erwachsenenalter von 30 bis 60 Jahren auftreten kann und sich durch zunehmenden Muskelschwund zeigt. Aus medizinischer und ethischer Sicht ist eine wirksame medikamentöse SMA-Behandlung gerechtfertigt. Die Vorteile von Da-Vinci sind höhere chirurgische Präzision, weniger postoperative Komplikationen, geringere Belastung für Operateure und schnellere Rekonvaleszenz des Patienten.

3.4 Entscheidungsansätze

3.4.1 Ursachen und Bedingungen

Das Wesen der Ursache besteht darin, dass Wirkungen unmittelbar hervorgebracht werden, während im Unterschied dazu Bedingungen mittelbar über die Ursache wirken.

In Bezug auf Bedingungen kann zwischen genetischen und aktuellen Bedingungen unterschieden werden: Während die *genetischen Bedingungen* eine notwendige Voraussetzung für die Entstehung der strukturellen Komponenten einer Ursache darstellen, bewirken die *aktuellen Bedingungen*, dass die strukturellen Komponenten miteinander in Wechselwirkung treten.

Die Ursache darf nicht als Faktor,[89] sondern muss als Wechselwirkung von Gegensätzen verstanden werden. Wird die Ursache mit einem Faktor gleichgesetzt, so ergeben sich die folgenden Schwierigkeiten:

- Unmöglichkeit der Bestimmung der Gesundheitsursache
- Relativierung des Kausalzusammenhangs, d. h. Ursache und Wirkung stehen nicht in einem notwendigen, sondern mehr oder weniger zufälligen Zusammenhang
- Auflösung des Unterschieds zwischen Ursachen und Bedingungen, d. h. Hervorbringen der Wirkung auch mittelbar durch Bedingungen

Die Ursache ist als Wechselwirkung von Gegensätzen zu verstehen. Die Wechselwirkung sei am Beispiel einer durch Steinwurf zerbrechenden Fensterscheibe erklärt. Hier wird gewöhnlich der Stein als Ursache angesehen. Bei genauer Betrach-

---

[89] Faktorbezogenes Ursacheverständnis unter anderem bei Hübel K, Engert A, Dietel W, Neoplasien. In: Pathophysiologie, hrsg. v. Hölsch UR, Kochsiek K, Schmidt RF, Springer 2000.

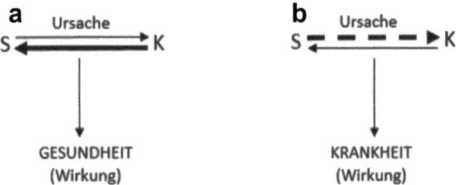

Abb. 3.6 Allgemeine Struktur der Ursache für Gesundheit und Krankheit (modif. n. Behr W, Herrmann U, 1976). In der Abbildung ist die allgemeine Struktur der Ursache von Gesundheit (**a**) und Krankheit (**b**) als Widerspruch zwischen Störung (S) und Kompensation (K) dargestellt. Der dick ausgezogene Pfeil in a ist Ausdruck der Dominanz von K gegenüber S, während der unterbrochene dicke Pfeil in b die relative Dominanz von S gegenüber K anzeigt

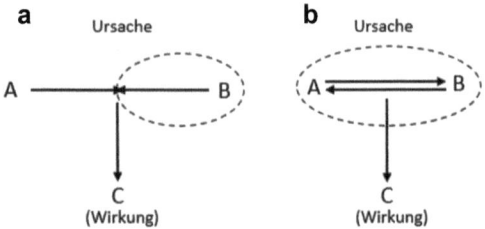

Abb. 3.7 Struktur der äußeren (**a**) und inneren (**b**) Ursache (n. Behr W, Herrmann U, 1976). Die Abbildung a zeigt den äußeren Faktor A, der mit dem inneren Faktor B in Wechselwirkung tritt, aus der die Wirkung C resultiert. In Abbildung b sind A und B als in Wechselwirkung getretene innere Faktoren zu verstehen, aus der sich die Wirkung C ergibt. Stets ist es die Wechselwirkung von zwei oder mehr gegensätzlichen Faktoren, die zur Ursache wird, und nicht ein einzelner Faktor

tung zeigt sich jedoch, dass die tatsächliche Ursache in der Wechselwirkung zwischen der Stoßkraft des auftreffenden Steins und der Widerstandsfähigkeit des Fensterglases besteht. Die Fensterscheibe wäre nicht zerbrochen, wenn die Widerstandsfähigkeit entsprechend stark gewesen wäre.

Analog dazu haben Gesundheit und Krankheit ihre Ursache nicht in dem einen oder anderen Faktor, sondern in der Wechselwirkung von Störung und Kompensation. Erweist sich die Kompensationsfähigkeit des Organismus gegenüber Störungen als dominant (adäquates Verhältnis), so resultiert daraus Gesundheit, ist dies nur eingeschränkt der Fall (inadäquat, relatives Missverhältnis), so resultiert Krankheit (Abb. 3.6).

Entsprechend der allgemeinen Struktur der Ursache kann bezogen auf den Organismus zwischen äußerer und innerer Ursache unterschieden werden (Abb. 3.7).

Das Ursachenverständnis ist in Bezug auf Entscheidungen und Erwartungen sowohl für den Arzt als auch den Patienten von wesentlicher Bedeutung. Der Grund dafür liegt im Bestreben, möglichst die Ursache einer Erkrankung aufzudecken und entsprechend in der Behandlung an dieser Ursache anzusetzen, d. h. diese zu beseitigen (kausale Therapie). Weltweit gibt es schätzungsweise 50.000 Erkrankungen beim Menschen. Ein guter Arzt dürfte wohl etwa 5000 Erkrankungen kennen. Von diesen ist aktuell nur eine Minderheit kausal behandelbar.

In der Medizin wird zwischen *Ätiologie* und *Pathogenese* unterschieden. Ätiologie bezeichnet die Lehre von den Krankheitsursachen, Pathogenese beinhaltet die Krankheitsentstehung und Krankheitsentwicklung. In der Ätiologie werden die Krankheitsursachen als Faktoren verstanden, die von außen auf den Organismus einwirken oder innerhalb des Organismus vorhanden sind. Während in der kausalen Pathogenese das Zusammenspiel von Krankheitsursachen und Krankheitsbereitschaft des Organismus beschrieben wird, bezieht sich die formale Pathogenese auf den im Verlauf einer Krankheit beobachteten Strukturwandel, der zur krankheitsspezifischen Strukturschädigung und Funktionsstörung führt.[90]

3.4.2 Entstehungs-, Existenz- und Entwicklungsursachen

Dem besonderen Ursachenverständnis in der Medizin folgend, ist zunächst von *Entstehungsursachen* und *Entwicklungsursachen* für Gesundheit und Krankheit auszugehen. Die konstante Aufrechterhaltung von Gesundheit und Krankheit erfolgt dagegen über die sogenannten *Existenzursachen (Erhaltungsursachen).*[91]

Die Entstehungsursache besteht darin, dass sie ihre Wirkung stets über einen qualitativen Umschlag des Verhältnisses von Störung und Kompensation entfaltet – als Entstehungsursache der Gesundheit im Übergang des Missverhältnisses in ein adäquates Verhältnis zwischen Störung und Kompensation; als Entstehungsursache für Krankheit im Umschlag des adäquaten Verhältnisses in ein Missverhältnis zwischen Störung und Kompensation.

Die Existenzursache für die Aufrechterhaltung eines bestimmten organismischen Zustands wirkt über die Konstanz des Verhältnisses zwischen Störung und Kompensation. Aufrechterhalten kann sich dabei sowohl auf einen bestimmten Gesundheitszustand als auch Krankheitszustand beziehen.

Die Entwicklungsursache entfaltet ihre Wirkung über eine Veränderung des Verhältnisses zwischen Störung und Kompensation, wobei der Unterschied zur Entstehungsursache darin besteht, dass sich diese Veränderung auf der Basisqualität des Verhältnisses von Störung und Kompensation vollzieht.

Nicht selten wird die Auffassung vertreten, dass sich die kausale Therapie auf die Entstehungsursache beziehen müsse. Betrachtet man eine Infektionskrankheit, so ist die Entstehungsursache zugleich auch für deren Existenz von Bedeutung. Das Missverhältnis zwischen Virulenz der Mikrobe und Immunabwehr des Organismus bestimmt nicht nur deren Entstehung, sondern auch den Verlauf. Im Unterschied dazu ist z. B. bei traumatisch entstandenen Verletzungen die Bekämpfung der Entstehungsur-

---

[90] Riede UN, Schaefer HE, Allgemeine und spezielle Pathologie. Thieme 1995, 3.

[91] Behr W, Herrmann U, Probleme der theoretischen Medizin. Volk u. Gesundh Berlin 1976, 47,48.

sache weder möglich noch nötig. Während die Entstehungsursache meist nur *eine* in-
adäquate Störungs-Kompensations-Beziehung beinhaltet, besteht die Ursache für die
Existenz einer Krankheit stets in einer *Vielzahl* inadäquater Störungs-Kompensations-
Beziehungen.

Die kausale Therapie muss auf die jeweils vorliegende Gesamtheit inadäquater
Störungs-Kompensations-Beziehungen abzielen, d. h. wenn realisierbar auf Entste-
hungs-, Existenz- und Entwicklungsursache.

Die *primäre* Prophylaxe zielt auf das Vermeiden von Entstehungsursachen. So
lassen sich pathogene, in den Organismus eingedrungene Bakterien oder Viren
(Störung) durch vorausgegangene aktive Immunisierung (Impfen) beseitigen (Kompensation).

Das bestehende Kausalverständnis in der Medizin dürfte wohl am ehesten der Auffassung des menschlichen Organismus als „triviale Maschine" entsprechen, obwohl
dieser mindestens einer „nichttrivialen Maschine" zuzuordnen wäre. Die Unterscheidung in triviale und nichttriviale Maschine geht auf Heinz von Foerster zurück.[92]

Beim Verständnis als triviale Maschine bleibt deren Zustandsänderung unberücksichtigt, sodass eine bestimmte Ursache zu einer bestimmten Wirkung führt.
Der Betrachtung als nichttriviale Maschine liegt dagegen deren fortwährende Zustandsänderung zugrunde, sodass bereits ab einer Anzahl von vier Ein-/Ausgängen
die Wirkungen (Funktionen) im Prinzip nicht mehr bestimmbar sind ($\rightarrow 10^{2466}$).[93]

Beispiel: „Ähnlich wie bei Tumorsuppressorgenen ist jedoch *ein* intaktes Reparaturgen-Allel funktionell ausreichend, so dass erst der Defekt beider Reparaturgen-
Allele zu einer erhöhten Fehlerquote bei der DNA-Replikation führt und das Auftreten neuer kritischer Mutationen beschleunigt."[94]

Die *sekundäre* Prophylaxe beinhaltet die Früherkennung und Behandlung in
einem möglichst frühen Stadium der Erkrankung. Bezogen auf das Mammakarzinom ist die Behandlung auf das Beseitigen von Existenz- und Entwicklungsursache
gerichtet.

Durch *tertiäre* Prävention (Metaphylaxe) soll die Weiterentwicklung (Rückfall,
Rezidiv) einer Erkrankung vermieden werden.

Die *Entwicklungsursache* besteht in einer Veränderung des Verhältnisses zwischen
Störung und Kompensation ausgehend vom vorliegenden Störung-Kompensations-
Verhältnis. Im Fall eines Missverhältnisses kann die Entwicklungsursache zu einem
adäquaten Verhältnis (Gesundung) oder zu einer Verstärkung (*Irradiation* der Erkrankung) führen.

---

[92] v. Foerster H, Abbau und Aufbau. In: Lebende Systeme – Wirklichkeitskonstruktionen in der systemischen Therapie, hrsg. v. Simon FB. Suhrkamp Frankfurt a.M. 1997, 34–43.

[93] v. Foerster, a. a. O.

[94] Gerharz CD, Wachstum und Metastasierung maligner Tumoren: zellbiologische und molekulare
Grundlagen. In: Allgemeine gynäkologische Onkologie, hrsg. v. Bender HG. U&S 1999, 27.

Beispiel: „Für Mammakarzinome in der klinisch manifesten Phase wurde eine Verdopplungszeit von etwa 100 Tagen errechnet, während in vitro Verdopplungszeiten in der Größenordnung von zwei Tagen erreicht werden." Dieser Unterschied deutet auf das Wirken organismischer Kontrollmechanismen im Sinn von Kompensation.[95]

Beispiel: Das Hormonrezeptor-positive Mammakarzinom lässt sich durch antihormonelle Therapie (Tamoxifen, Aromatasehemmer) in seinem Wachstum bremsen bzw. stoppen. Dieser Sachverhalt zeigt die Wirkung auf die Entwicklungsursache.

Die Unterscheidung der drei Ursachenkategorien hat praktisch-wissenschaftliche Bedeutung, insofern sich die kausale Therapie nicht nur auf die Entstehungsursachen, sondern auch auf die Existenz- und Entwicklungsursachen richten muss. Gelingt es die Entwicklungsursache zu eliminieren, so kann die bedrohliche Ausbreitung (Irradiation) einer Erkrankung gestoppt werden.

Der britische Onkologe *Mel Graeves* schreibt: „Idealerweise sollten wir uns um eine Behandlungsmethode bemühen, die die weitere Entwicklungsmöglichkeit einer Krebszelle verhindert oder wenigstens hemmt, ohne dabei gleichzeitig einen Selektionsdruck aufzubauen, der das Heranwachsen eines mutierten Subklons innerhalb des Tumors ermöglicht."[96]

Die Unterscheidung von *Entstehungsursachen*, *Existenzursachen* und *Entwicklungsursachen* in Bezug auf Krankheit und Gesundheit gründet auf ärztlichem Erfahrungswissen und dem medizintheoretischen Störungs-Kompensationskonzept.

Entstehungsursachen sind dem Gebiet der Ätiologie, Existenz- und Entwicklungsursachen dem Gebiet der Pathogenese und Sanogenese zuzuordnen.

Entsprechend dem Störungs-Kompensationskonzept ergibt sich, dass ein Missverhältnis zwischen Störung und Kompensation durch Entstehungsursachen *hervorgerufen*, durch Existenzursachen *aufrechterhalten* und durch Entwicklungsursachen *verändert* (gesteigert/vermindert) werden kann.

Das Wissen über Entstehungsursachen (nicht kompensierbare Störungen) bietet den präventiven Ansatz zum Störungsschutz und/oder zur Störungskompensation.

Als Beispiel sei Keuchhusten (Pertussis) angeführt. Der Entstehungsursache liegt das Missverhältnis zwischen dem hoch kontagiösen Erreger (*Bordetella pertussis*) und der fehlenden Immunität zugrunde. Pertussis gilt für Neugeborene und Kleinkinder als eine der häufigsten infektiösen Todesursachen. Säuglinge werden daher ab dem dritten Lebensmonat gegen Pertussis geimpft. Durch die Impfung wird die Kompensation soweit erhöht, dass die Entstehungsursache für Pertussis nicht zustande kommen kann. Es handelt sich damit um einen *kausal-prophylaktischen Ansatz*.

---

[95] Gerharz CD, a. a. O., 19.
[96] Graeves M, Krebs – der blinde Passagier der Evolution. Springer 2000, 259.

Das Wissen über die Existenzursachen (nicht kompensierbare Störungen) erlaubt den therapeutischen Ansatz zur Störungsbeseitigung.

Als Beispiel sei die koronare Herzerkrankung (KHK) gewählt. Das Missverhältnis besteht zwischen Sauerstoffbedarf des Herzmuskels (Kompensation) und dem durch Koronarstenosen limitierten Blutfluss (Störung). Diese Stenosen können über Ballonkatheter aufgedehnt und nachfolgende Stentimplantation (Gefäßstütze) dauerhaft offengehalten werden. Damit wird die Existenzursache der KHK beseitigt, es handelt sich um einen *kausal-therapeutischen Ansatz.* Darüber hinaus versucht man durch Statingabe die Entwicklungsursache der Koronarsklerose zu hemmen.

Das Missverhältnis zwischen Störung und Kompensation kann im Verlauf einer Krankheit zu- oder abnehmen, was auf das Wirken der Entwicklungsursache zurückgeführt wird.

Als Beispiel sei die antihormonelle Therapie des metastasierten Hormonrezeptor-positiven Mammakarzinoms angegeben. Wird mit dieser Therapie das Fortschreiten der Metastasierung aufgehalten, so handelt es sich um einen *kausal-therapeutischen Ansatz in Bezug auf die Entwicklungsursache.*

Antihormonell wirkende Medikamente (Tamoxifen, Aromatasehemmer) werden adjuvant bei Hormonrezeptor-positivem Mammakarzinom angewendet, um einer Rezidivbildung oder Metastasierung entgegenzuwirken. Das entspricht einem *kausal-prophylaktischen Ansatz* bezüglich der Entwicklungsursache.

Aus dänischen Studien ließ sich ableiten, dass etwa 18 % der in einem Regierungsbezirk gestorbenen Frauen Zeichen eines intraduktalen oder invasiven Mammakarzinoms aufwiesen, ohne dass sich ein manifestes Mammakarzinom entwickelt hatte.[97, 98] Dies lässt auf eine *organismische Blockade der Entwicklungsursache* von Karzinomvorstufen zum invasiven Karzinom bzw. vom invasiven Karzinom zum lokal ausgedehnten und systemisch metastasierten Mammakarzinom schließen.

Ein weiteres Beispiel für das Wirken von Entwicklungsursachen bildet die Diskrepanz zwischen Volumenverdopplungszeit klinisch manifester Tumoren *in vivo* (im lebenden Organismus) und den Populationsverdopplungszeiten von Tumorzellen *in vitro* (in künstlicher Umgebung, z. B. Reagenzglas). So beträgt die Verdopplungszeit für klinisch manifeste Mammakarzinome in vivo etwa 100 Tage, während in vitro Verdopplungszeiten von nur 2 Tagen festgestellt wurden.[99]

Das *Aufdecken von Mechanismen zur Hemmung oder Blockade der Entwicklungsursache* kann für die Behandlung aller fortschreitenden Erkrankungen (chronisch entzündliche, degenerative, neoplastische oder metabolische) von großem Nutzen sein.

---

[97] Kaiser WA, Aussagemöglichkeiten und Einsatz von Computertomografie und Magnetresonanztomografie. In: Allgemeine gynäkologische Onkologie, hrsg. v. Bender HG. U&S 1999, 132.

[98] Nielsen M, Jensen G, Anderson J, Precancerous and cancerous breast lesions during lifetime and at autopsy: a study of 83 women. Cancer 1984; 54:612–615.

[99] Gerharz CD, Wachstum und Metastasierung maligner Tumoren: zellbiologische und molekulare Grundlagen. In: Allgemeine gynäkologische Onkologie, hrsg. v. Bender HG. U&S 1999, 19.

Bei der symptomatischen Therapie wird das einer Krankheit zugrundeliegende Missverhältnis zwischen Störung Kompensation nur *partiell* beseitigt, sodass eine Krankheit durch symptomatische Therapie gebessert, nicht aber geheilt werden kann.

Spontanremissionen bei Krebs können als Beispiel für das Eliminieren der Entwicklungs- und Existenzursache ohne ärztliches Zutun gelten, wobei organismuseigene Kompensation offenbar zur dominierenden Seite wird. Dem Phänomen zugrundeliegende Mechanismen konnten bisher trotz wissenschaftlicher Bemühungen nicht aufgeklärt werden. *Gallmeier* versteht unter Spontanremission bei Krebs „eine vollständige oder teilweise, vorübergehende oder dauerhafte Rückbildung sämtlicher oder einiger relevanter Tumorparameter ohne Therapie oder nach Maßnahmen, die einen derartigen Tumorverlauf der Erfahrung nach nicht schlüssig erklären."[100]

In Abb. 3.8 wurde Entstehungs-, Existenz- und Entwicklungsursache in Relation zur Wirkung und bezogen auf das Störungs-Kompensations-Verhältnis bei Tumorbildung, Tumorlatenz und Tumorprogression schematisch dargestellt.

Die Unterscheidung von Entstehungs-, Existenz- und Entwicklungsursachen entspricht dem spezifischen Ursachenverständnis in der Medizin, das aus der Beobachtung und dem Störung-Kompensationskonzept resultiert. Jede Krankheit beruht auf der Herausbildung eines Missverhältnisses zwischen auf den Organismus einwirkenden oder in diesem wirkenden Störungen und dessen Kompensationsfähig-

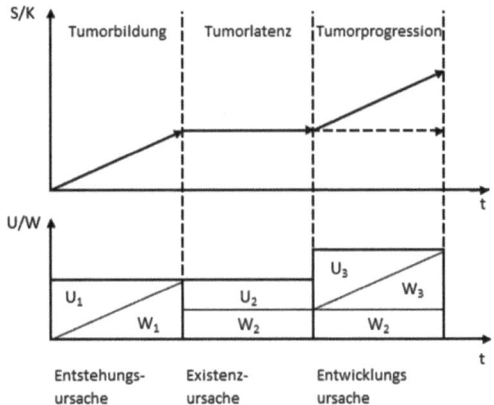

Abb. 3.8 Entstehungs-, Existenz- und Entwicklungsursache unter Bezug auf eine Tumorerkrankung (zur Vereinfachung wurde eine lineare Darstellung gewählt) S/K Störungs-Kompensations-Verhältnis; U/W Ursache-Wirkungs-Relation; t Zeitachse (n. Herrmann U, 2004). Die Abbildung zeigt zwei Koordinatensysteme, die durch senkrechte unterbrochene Linien miteinander verbunden sind. Im unteren System ist auf der Ordinate die Ursache-Wirkungsrelation (U/W) zur Entstehungsursache (U1), Existenzursache (U2) und Entwicklungsursache (U3) flächenbezogen zur jeweiligen Wirkung (W1, W2, W3) dargestellt. Das obere Koordinatensystem zeigt Tumorbildung, Tumorlatenz und Tumorprogression in Bezug auf die Störungs-Kompensations-Relation (S/K) und zur Ursache-Wirkungs-Relation (U/W)

---

[100] Gallmeier WM: Spontanremissionen bei Krebs – wissenschaftliche Denkanstöße durch ein klinisches Phänomen. In: Spontanremissionen in der Onkologie, hrsg. v. Heim ME u. Schwarz R. Schattauer 1998, 7.

keit. Ein solches Missverhältnis kann entstehen, indem ein-/wirkende Störungen die normale Kompensationsfähigkeit übersteigen und es zum Auftreten einer Erkrankung kommt. Ein Missverhältnis zwischen Störung und Kompensation kann sich jedoch auch bei herabgesetzter Kompensationsfähigkeit ergeben. Zwischen dem Beginn der Entstehung des Missverhältnisses und dem Wirkungsbeginn der Krankheitsursache kann ein mehr oder weniger großes zeitliches Intervall liegen. Es handelt sich hierbei um einen Prozess, der erst auf einer bestimmten Entwicklungsstufe die Krankheitsursache hervorbringt. Charakteristisch ist dies für die Entstehung von Krankheiten, bei denen die herabgesetzte Kompensationsfähigkeit die entscheidende Determinante für das Zustandekommen der Krankheitsursache ist. Beispiele für diese Gruppe von Erkrankungen sind erhöhte Knochenfragilität bei Osteogenesis imperfecta, die erhöhte Blutungsneigung bei Hämophilie sowie die verminderte Immunabwehr bei Agammaglobulinämie. Der Organismus befindet sich somit in einer Art Übergangsphase oder prämorbider Phase. Erst nach Überschreiten eines bestimmten Maßes bildet sich das Missverhältnis zwischen Störung und Kompensation heraus und vollzieht sich der qualitative Umschlag von Gesundheit in Krankheit. Je nachdem, ob der Entstehungsweg stets gleich oder unterschiedlich ist, kann zwischen *monoätiologischer* und polyätiologischer Krankheitsentstehung unterschieden werden. Beispiele für monoätiologische Entstehung sind Infektionskrankheiten, Beispiele für polyätiologische Krankheitsentstehung sind Herzinfarkt, Arteriosklerose oder Krebs.

Die Entwicklungsursache ist nicht nur in Bezug auf Pathogenese, sondern auch Sanogenese wirksam.

Als Beispiel sei eine Metanalyse von 15.000 Patientinnen angeführt, bei der der natürliche, d. h. therapielose Verlauf bei zervikaler intraepithelialer Neoplasie (CIN), einer HPV-induzierten Differenzierungsstörung der Transformationszone des Muttermunds, untersucht wurde. Je nach Ausdehnung der Reifungsstörung innerhalb des Plattenepithels erfolgt die Unterscheidung in

- leichte Dysplasie (CIN I), nur basales Drittel von der Störung betroffen,
- mittelschwere Dysplasie (CIN II), basales und mittleres Drittel gestört,
- schwere Dysplasie (CIN III), Veränderungen reichen bis nahe an Epitheloberfläche.

In der Metanalyse wurde herausgefunden, dass sich CIN I in 57 %, CIN II in 43 % und CIN III in 32 % *spontan* zurückbildeten. Diese Ergebnisse zeigen die Wirksamkeit organismischer Kompensation gegenüber Störungen sowie das Wirken der Entwicklungsursache bezüglich der Sanogenese.[101, 102]

Wissenschaftler der Cambridge University publizierten die Ergebnisse der größten Mutationsstudie unter dem Titel (deutsche Übersetzung) „Substitutionssignaturen bei Gesamtgenom-sequenzierten Krebsarten in der britischen Bevölkerung". Vom briti-

---

[101] Sanogenese und Pathogenese sind jeweils Ausdruck der Relation von Störung Kompensation.

[102] Gossmann S, Oettling G, Kreienberg R, Cervix uteri. In: Die Gynäkologie, hrsg. v. Kaufmann M, Costa SD, Scharl A. Springer 2013, 443.

schen National Health Service wurden 12.000 Krebsgenome gesammelt. Eine einzelne Krebszelle kann hunderttausende Mutationen enthalten, manche sogar mehr als eine Million, allerdings nur wenige führen direkt zur Entstehung des Tumors.

Mehr als ein Dutzend Muster wurden in der DNA erkannt, die als Krebstreiber gelten und bisher unentdeckt gewesen sind.[103] Wenn im Tumorgewebe keine Genmutation nachweisbar war, wurde häufig eine *DNA-Methylierung* gefunden. Diese besteht darin, dass die Promotorregion des Gens methyliert, stillgelegt ist, was zu den gleichen dramatischen Folgen wie eine DNA-Mutation führt. „Die Liste von Genen, die durch DNA-Methylierung inaktiviert und damit zur Krebsentstehung beitragen können, wird immer länger."[104]

„Bei der Gentherapie wird nicht das betroffene Gen therapiert, sondern ‚lediglich' eine zusätzliche, intakte Kopie des Gens, ein sogenanntes Transgen, eingeführt."[105]

Wie Versuche an Tieren und isolierten Zellen ergaben, werden Transgene nach kurzer Zeit methyliert und damit inaktiviert. DNA-Methylierung wird daher als eine Art Selbstverteidigung der Zelle gegen fremde DNA verstanden.[106]

Es ist zwischen *Ursache und Ursachenträger* zu unterscheiden. Zur Verdeutlichung sei das simple Beispiel der Gewalteinwirkung als Ursache für traumatische Verletzungen angeführt, bei der diverse Ursachenträger eine Rolle spielen können. Es gilt umgekehrt auch, dass sich auf einem einzigen Ursachenträger verschiedene Ursachen befinden können, wie es beispielsweise bei der Nahrungsmittelvergiftung der Fall ist. Ebenso kann das Substrat als Ursachenträger bei Schmier- oder Tröpfcheninfektion verschiedene Ursachen transportieren.

In der Nanomedizin werden *Nanopartikel* mit einer Größe von etwa einem Millionstel Millimeter als Ursachenträger (Transportmittel) für Wirkstoffe genutzt, um zielgerichtet und zellnah höchst selektiv behandeln zu können (Abb. 3.9, Abb. 3.10).

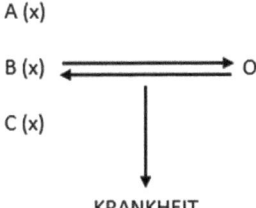

Abb. 3.9 Entstehung einer Krankheit bei verschiedenen Ursachenträgern und einem kausalen Faktor (n. Behr W, Herrmann U, 1976). Die Abbildung zeigt die Entstehung einer Krankheit durch Wechselwirkung unterschiedlicher Ursachenträger (A, B, C) bei gleichem kausalem Faktor (x) mit dem Organismus (O)

[103] Degasperi A, Zon X, Amarante TD et al. Science Bd 376, Ausg 6591, 22. April 2022.

[104] Leonhardt H: Die Bedeutung der Epigenetik in der Gen-Medizin. In: Genmedizin, hrsg. v. Raem AM, Braun RW, Fenger H, Michaelis W, Nikol S, Winter SF. Springer 2000, 116.

[105] Leonhardt H, a. a. O., 116.

[106] Leonhardt H, a. a. O., 117.

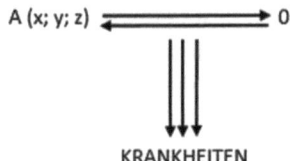

Abb. 3.10 Entstehung verschiedener Krankheiten bei gleichem Ursachenträger und verschiedenen kausalen Faktoren (modif. n. Behr W, Herrmann U, 1976). Die Abbildung zeigt die Entstehung von Krankheiten durch Wechselwirkung eines Ursachenträgers (A) bei verschiedenen kausalen Faktoren (x; y; z) mit dem Organismus (O)

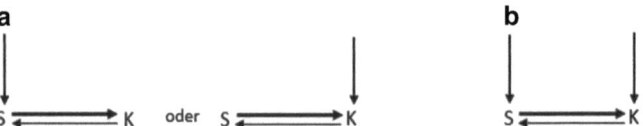

Abb. 3.11 Der einseitige (**a**) und zweiseitigen (**b**) Ansatz (modif. n. Behr W, Herrmann U, 1976). Die Skizze unter a zeigt den einseitigen Ansatz (senkrechter Pfeil) entweder an der Störung (S) oder der Kompensation (K). In der Skizze unter b ist der zweiseitige Ansatz dargestellt, wobei jeweils ein senkrechter Pfeil gleichermaßen an der Störung (S) und Kompensation (K) der Krankheit ansetzt (S als dick ausgezogener Pfeil bedeutet relativ dominant gegenüber K)

3.4.3 Prophylaktischer/therapeutischer, ein-/zweiseitiger, kausaler/symptomatischer Ansatz

Aus der Struktur der Ursache für Gesundheit und Krankheit (Abb. 3.11) folgt der ein- und zweiseitige Ansatz in der Therapie und Prophylaxe.

Die Ursache von Gesundheit und Krankheit besteht in der Wechselwirkung zwischen Störung und Kompensation. In der Ursache für Gesundheit dominiert Kompensation, während in der Ursache für Krankheit die relative Dominanz der Störung besteht. Eine absolut dominierende Störung würde zur Instabilität des Organismus führen.

Es ist zwischen dem *prophylaktischen* und dem *therapeutischen Ansatz* zu unterscheiden. Dem Entstehen von Krankheiten kann über Einflussnahme auf *genetische Bedingungen* vorgebeugt werden, indem das Herausbilden von strukturellen Komponenten der Krankheitsursache verhindert wird (z. B. Beseitigen prämorbider Zustände). Des Weiteren ist eine Prophylaxe möglich, indem Einfluss auf die *aktuellen Bedingungen* genommen wird, wobei man anstrebt, dass die strukturellen Komponenten von Krankheitsursachen nicht miteinander in Wechselwirkung treten (z. B. Schutz vor schädigenden Einwirkungen aus der Umwelt). Außerdem kann prophylaktisch in der Weise vorgegangen werden, dass die strukturellen Komponenten der Krankheitsursache entsprechend beeinflusst werden (z. B. Dispositions- und Expositionsprophylaxe).

Bei der Therapie wird das Durchbrechen von Missverhältnissen zwischen Störung und Kompensation angestrebt, wobei zwischen dem *symptomatischen* und dem *kausal-therapeutischen Ansatz* zu unterscheiden ist.

Durch symptomatischen Ansatz kann das einer Krankheit zugrundeliegende Missverhältnis zwischen Störung und Kompensation nur partiell beseitigt werden, wodurch eine Krankheit gebessert, jedoch nicht geheilt wird. Daraus darf nicht eine Unterschätzung der symptomatischen Therapie resultieren, insofern symptomatische Maßnahmen einen wirksamen Einfluss auf Krankheit haben können (z. B. Insulinsubstitution bei Diabetes mellitus).

Appliziertes Insulin kann das Missverhältnis zwischen Störung und Kompensation nicht vollständig, jedoch weitgehend beseitigen.

Der kausal-therapeutische Ansatz zielt ab auf die vollständige Beseitigung des einer Krankheit zugrunde liegenden Missverhältnisses. Hierbei werden die jeweils wesentlichen pathologischen Störungen gezielt angegangen, d. h. solche, die der Organismus nicht optimal zu kompensieren vermag und die weitere Störungen durch Irradiation (Ausbreitung) setzen (z. B. innere Blutungen, Intoxikationen, septische Herde).

Entsprechend dem Störung-Kompensationskonzept ist zwischen dem einseitigen Ansatz (entweder an Störung oder Kompensation) und dem zweiseitigen Ansatz (sowohl an Störung als auch Kompensation) zu unterscheiden. Welcher der beiden Ansätze oder ob beide genutzt werden können, ist abhängig davon, inwieweit dies entsprechend der konkreten Situation und dem medizinischen Standard möglich ist.

Beispiel: Die bei Diabetes mellitus Typ 1 zum absoluten Insulinmangel führende ß-Zelldestruktion der Langerhansschen Inseln im Pankreas wird durch Insulinzufuhr, d. h. substituierte Kompensation (einseitiger Ansatz), behandelt. Temporäre Remissionen wurden unter immunsuppressiver Behandlung nur in klinischen Studien erzielt.[107] Dies würde der Strategie der Störungsausschaltung folgen. Wenn das nur teilweise gelingt, könnte dies durch entsprechende Insulinzufuhr ausgeglichen werden, was dann einen *zweiseitigen Ansatz* darstellt.

Die Strategie der Störungsausschaltung kann bei *kausalem Ansatz* zur vollständigen und bei *symptomatischem Ansatz* zur teilweisen Beseitigung der Störung führen (Abb. 3.12).

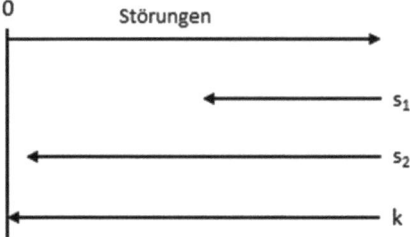

Abb. 3.12 Wirksamkeit der symptomatischen Therapie in Relation zur kausalen Therapie (n. Behr W, Herrmann U, 1976). In der Skizze ist die unterschiedliche Wirksamkeit gegenüber Störungen durch symptomatische Maßnahmen (s_1 und s_2) im Vergleich zur kausaltherapeutischen Behandlung (k) dargestellt. Bezugsebene ist das organismische Gleichgewicht (O)

---

[107] Herold G., Innere Medizin. 2022, 723.

Beispiel: Die Extrauteringravidität kann systemisch mit Methotrexat behandelt werden, wobei durch das Medikament der Trophoblast zerstört wird.[108] Ein solches HCG-kontrolliertes Vorgehen folgt der Strategie der Störungsausschaltung und entspricht dem *einseitigen und kausalen Ansatz* an der Störung. Gleiches würde die chirurgische Entfernung des Trophoblastgewebes bedeuten.

Anzustreben ist der kausale Ansatz, wobei durch den symptomatischen Ansatz die Störung deutlich vermindert werden kann. Der kausale Ansatz besteht nicht nur in Bezug auf die Entstehungsursache, sondern auch bezüglich der Existenz- oder Entwicklungsursache eines Missverhältnisses zwischen Störung und Kompensation. In Abb. 3.12 wird die unterschiedliche Wirksamkeit symptomatischer gegenüber kausaler Behandlung bezogen auf Störungen dargestellt. Etwa 50–80 % der Infektionskrankheiten sind durch Antibiotika, antivirale Medikamente und Impfungen kausal behandelbar.

Die Anzahl der jeweils wesentlichen Störungen ist bei den einzelnen Krankheiten unterschiedlich. Gelingt es die wesentlichen Störungen zu beseitigen, so können sich aus diesen resultierende, irradiierte Störungen als spontan reversibel erweisen. Als Beispiel sei dieser Zusammenhang in Bezug auf die blutstillende Operation bei Tubenruptur durch Eileiterschwangerschaft grafisch in Abb. 3.13 dargestellt.

Als Beispiel für einen wirksamen symptomatische Ansatz kann die medikamentöse Blutdrucksenkung bei sogenannter primärer, essenzieller oder idiopathischer arterieller Hypertonie (etwa 90 % aller Hypertoniker) gelten. Diese ist zwar pathophysiologisch als Folge eines erhöhten Herzzeitvolumens, eines erhöhten peripheren Gefäßwiderstands oder beider Faktoren erklärbar, jedoch lassen sich keine sekundären Ursachen (Ausschlussdiagnose) nachweisen.[109]

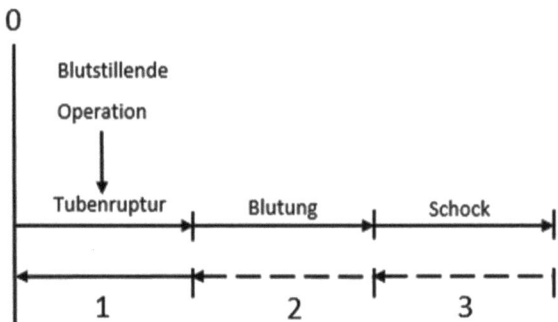

Abb. 3.13 Aufhebung eines Missverhältnisses zwischen Störung und Kompensation am Beispiel der Tubenruptur bei Eileiterschwangerschaft (n. Behr W, Herrmann U, 1976). Die Skizze zeigt am Beispiel der blutstillenden Operation bei Tubarruptur (Eileiterschwangerschaft), einer Maßnahme durch welche die wesentliche Störung beseitigt wird (1), dass davon abgeleitete Störungen wie Blutung und Schock spontan reversibel (2 und 3) sind. Die Bezugsebene ist das organismische Gleichgewicht (O)

---

[108] Kaufmann M, Costa SD, Scharl AJ, Die Gynäkologie. Springer 2013, 332,333.
[109] Herold G et al, Innere Medizin. 2022, 198.

Zahlreiche prophylaktische und therapeutische Maßnahmen beruhen auf einem einseitigen Ansatz, so beispielsweise der Schutz vor pathogenen Umweltfaktoren oder die Entfernung pathologisch veränderter Gewebe durch einen operativen Eingriff. Als Beispiel für einen zweiseitigen Ansatz kann die kombinierte Anwendung von Expositions- und Dispositionsprophylaxe gegenüber Infektionskrankheiten gelten. Auch therapeutisch wird der zweiseitige Ansatz genutzt, z. B. bei malignen Erkrankungen, indem sowohl am Tumor (Störung) durch eliminierende Maßnahmen als auch am Allgemeinzustand des Patienten (Kompensation) durch diverse Maßnahmen angesetzt wird. Man könnte meinen, dass grundsätzlich im zweiseitigen Ansatz das optimale Vorgehen bestünde, weil hier in doppelter Weise Missverhältnissen zwischen Störung und Kompensation entgegengewirkt wird. Dies gilt jedoch nur mit Einschränkungen, insofern zum einen die Voraussetzungen für den zweiseitigen Ansatz gegebenenfalls fehlen und zum anderen prophylaktische oder therapeutische Maßnahmen nicht nur Störungen beseitigen, sondern auch neue durch Nebenwirkungen setzen können.

3.4.4 Kipppunkte

Der französische Mathematiker und Philosoph *René Frédéric Thom* (1923–2002) entwickelte das *Katastrophenmodell*, das sich auf die abrupten Änderungen im Verhalten eines Systems bezieht. Bei der *Faltenkatastrophe* gelangt ein System durch sukzessive Zunahme einer Kontrollvariablen an die Kante seiner Stabilität und kippt bei geringfügiger weiterer Steigerung in den Zustand der Instabilität. Als Beispiel kann man sich das Aufblasen eines Luftballons und dessen plötzliches Zerplatzen bei weiterer geringfügiger Erhöhung des Innendrucks (Kontrollvariable) vorstellen. Bei Thoms *Kuspenkatastrophe* wird die Zustandsvariable eines Systems durch zwei gegensätzliche Kontrollvariable bestimmt, sodass bei nur geringer Zunahme einer Seite das Systemverhalten umkippt. Als anschauliches Beispiel hierzu kann man sich das Verhalten eines Hundes in einer kritischen Situation – Aggression oder Flucht – aufgrund der Kontrollvariablen Wut und Angst vorstellen. Thoms Katastrophentheorem resultiert aus der Beobachtung, dass quantitative Änderung in einem System abrupt zu dessen qualitativer Verhaltensänderung führen kann. Im medizintheoretischen Störungs-Kompensationskonzept sind die beiden Kontrollvariablen vergleichbar mit Störung und Kompensation, wobei sich aus dem Verhältnis von Störung und Kompensation die Kipppunkte ergeben können. Ein solcher Kipppunkt kann z. B. in der Befindensänderung gesehen werden, nach der sich ein Mensch plötzlich krank fühlt. Ein weiteres Beispiel für KippPunkte ist die manisch-depressive Erkrankung (bipolare Störung), bei der manische Phasen mit Tatendrang und Hochgefühl zu depressiven Phasen mit Niedergeschlagenheit und Gefühl der Leere abrupt wechseln. Als Beispiel aus der inneren Medizin sei die chronische Niereninsuffizienz genannt, bei der es im fortgeschrittenen Stadium 4 zum Auftreten der klinischen Symptomatik (reduzierte körperliche Leistungsfähigkeit, Atemnot, Ödem) kommt. Nicht selten suchen betroffene Patienten erst nach Erreichen dieses Kipppunkts den Arzt auf.

Im Verborgenen befindet sich dagegen der Kipppunkt, an dem ein präinvasives in ein invasives Krebswachstum wechselt oder ein invasiv wachsender Krebsherd metastasiert. Es lässt sich daraus die jeweils zeitnahe Behandlung sowohl des präinvasiven als auch invasiven Stadiums ableiten.

3.4.5   Entscheidung unter Vorbehalt

Versuch und Irrtum ist eine heuristische Methode, bei der *unter Inkaufnahme von Ineffizienz (Irrtum) nach der gewünschten Wirkung gesucht* wird. Unter Bezug auf das Störungs-Kompensationskonzept beruht der „Vorbehalt" auf dem Abwarten bzw. Austesten organismischer oder therapeutischer Kompensation.

Beim sogenannten *Ausprobieren* kann die therapeutische Kompensation quantitativ oder qualitativ ausgetestet werden.

Ausprobieren unter *quantitativem* Aspekt: Durch *Titration* wird nach dem Prinzip „trial and error" eine bestimmte effektive und möglichst nebenwirkungsarme *Zielwertdosis* ermittelt (Beispiele: Betablocker bei Herzinsuffizienz, Lipidsenkung mit Statintherapie, medikamentöse Schmerztherapie, blutdrucksenkende Therapie bei höhergradigen Karotisstenosen).

Ausprobieren unter *qualitativem* Aspekt: Dem Ausprobieren kann auch die sogenannte *Diagnose ex juvantibus* zugeordnet werden. Bei dieser wird die Diagnose abhängig vom Heilerfolg nachträglich – vereinfacht ausgedrückt durch „das, was hilft" – gestellt. Von der Maxime „Diagnose vor der Therapie" wird hierbei bewusst abgewichen.

Der sogenannte *Auslassversuch* lässt sich ebenso der Entscheidung unter Vorbehalt zuordnen. Dieser Versuch kann bei einer Dauermedikation erfolgen, um festzustellen, ob das Medikament besser abzusetzen ist.

„Unter Vorbehalt" bedeutet eine *momentane Entscheidung mit möglicher Rücknahme (Umentscheidung)* bei Änderung der Situation.

Beispiel aus der Geburtsmedizin: Die Entscheidung zum *vaginalen Entbindungsversuch* bei großem Kind (fetale Makrosomie) beinhaltet den möglichen Abbruch des Versuchs z. B. wegen Geburtsstillstand oder fetalem Sauerstoffmangel und die Geburtsbeendigung durch Kaiserschnitt.

Eine Entscheidung unter Vorbehalt liegt auch dem bei *Tubargravidität* (Eileiterschwangerschaft) zunächst möglichen exspektativen (beobachtenden) Vorgehen mit Ultraschall- und HCG-Kontrollen unter stationären Bedingungen zugrunde, um Spontanremissionen abzuwarten, zu denen es in 48–73 % der Fälle kommt, oder, wenn es nicht zu einer spontanen Rückbildung der Eileiterschwangerschaft kommt, dann doch operativ zu intervenieren.

Ein weiteres Beispiel zur Entscheidung unter Vorbehalt bildet die *Verlaufskontrolle* bei Ovarialzyste: Es handelt sich dabei um ein kontrolliertes Abwarten, das z. B. bei zystischen Adnexbefunden mit fehlenden Malignitätszeichen angezeigt ist (Mainz-Sonomorphologie-Score).

„Bei Ovarialtumoren < 8–10 cm ohne dringenden Verdacht auf Malignität sollte in der Prämenopause immer und in der Postmenopause ebenfalls möglichst eine Verlaufskontrolle über 6 Wochen und länger durchgeführt werden." Einfache einkammerige Ovarialzysten <10 cm in der Postmenopause können sich im Verlauf von 10 Wochen in 50-70 % zurückbilden.[110]

---

[110] Prömpeler HJ, Sonografie. In: Management des Ovarialkarzinoms, hrsg. v. Kreienberg, du Bois, Pfisterer, Schindelmann, Schmalfeldt. Springer 2009, 76.

Im sogenannten Mainz-Sonomorphologie-Score werden zehn Kriterien (unter anderem Tumorbegrenzung, Wanddicke, Septierung, Echogenität) mit jeweils unterschiedlicher Ausprägung (0 – 1 – 2 Punkte) summiert und entsprechend Verdacht auf Malignität in der Prämenopause bei ≥ 9 Punkten, in der Postmenopause bei ≥ 10 Punkten erhoben.[111]

3.4.6 Künstliche Intelligenz

Neue Anwendungen und Möglichkeiten des medizintheoretischen Störungs-Kompensationskonzepts ergeben sich durch künstliche Intelligenz (KI) auf folgenden Gebieten:

Präventive Medizin
KI-basierte Systeme können frühzeitig Störungs-Kompensations-Imbalancen erkennen, sodass ein rechtzeitiges Intervenieren vor weiterer Zunahme des Missverhältnisses möglich wird. Aus medizintheoretischer Sicht bildet der Ansatzpunkt präventiver Maßnahmen die früherkannte Existenzursache oder vermeidbare Entstehungsursache. Durch Früherkennung kann die Existenzursache identifiziert, durch einsetzende Behandlung eliminiert und dadurch die Entwicklungsursache blockiert werden.

Personalisierte Medizin
KI ermöglicht das Identifizieren von Patientengruppen mit unterschiedlichen (z. B. genetischen Merkmalen), die entsprechend unterschiedlich zu behandeln sind (z. B. unterschiedliche Medikamente und deren unterschiedliche Dosierungen). Therapeutische Stratifizierung kann mithilfe von Biomarkern[112] aufgrund genetischer Profile oder spezifischer Krankheitsmuster erfolgen, die mit ihrer Wirkung gezielt auf bestimmte Patientengruppen ausgerichtet sind. Dabei wird auf Basis organismischer Kompensation die darauf aufbauende KI-optimierte therapeutische Anpassung angestrebt.[113]

Assistive Technologien
Assistive Technologien sind speziell für Menschen mit Beeinträchtigungen entwickelte Soft- und Hardware, die unter anderem die barrierefreie Nutzung von Informationstechnologien und somit Teilhabe am Alltag ermöglichen. Beispiele hierfür sind Screenreader, die mit elektronisch erzeugter Stimme Bildschirminhalte vorlesen, die als Text oder Interaktion vorliegen oder ihn auf einer ertastbaren Braillezeile in Punktschrift ausgeben.[114] Ein weiteres Beispiel sind Exoskelette bei Querschnittlähmung. KI-ge-

---

[111] Prömpeler HJ, a. a. O., 78.

[112] Biomarker: Basis für die personalisierte Krebsmedizin. https://www.krebsgesellschaft.de/onko-internetportal/basis-informationen.

[113] Pfundner H, Personalisierte Medizin als Herausforderung für die Pharmaindustrie. In: Personalisierte Medizin – der Patient als Nutznießer oder Opfer? (Tagungsdokumentation), Jahrestagung des Deutschen Ethikrates 2012. Heenemann Berlin 73.

[114] ILIAS der Justus-Liebig-Universität Gießen, Übersicht verschiedener assistiver Technologien.

stützte assistive Systeme sind in der Lage, das Kompensationsvermögen des Patienten durch intelligente Anpassung an seine spezifischen Bedürfnisse zu unterstützen und zu fördern (z. B. neuronale Umstrukturierungsprozesse in der Neurorehabilitation über transkranielle Magnetstimulation).[115]

Mustererkennung
KI-Systeme können Muster in großen Mengen medizinischer Daten schnell und sicher erkennen (maschinelles Lernen).[116] Im Rahmen der Krebsfrüherkennung lässt sich dadurch die Analyse von Bildgebungsdaten der Magnetresonanztomografie sowie Computertomografie vereinheitlichen und verbessern.[117] Dies bedeutet eine genauere und frühere Diagnose von Störungen, sodass therapeutisch auf die Störungs-Kompensations-Beziehung eingewirkt werden kann.

Psychotherapeutische Interaktionen
KI-basierte Systeme (z. B. virtuelle Therapie) können in der Behandlung von psychischen Erkrankungen Interaktionen bieten, die speziell auf die individuellen Bedürfnisse des Patienten abgestimmt sind und die zugleich eine Entlastung für Behandelnde darstellen.

Adaptive Therapieoptimierung
Durch KI können Behandlungspläne adaptiv optimiert werden, indem die Therapie zur höchstmöglichen Wirkung und geringstmöglichen Nebenwirkung individuell dynamisch gesteuert wird (Beispiel: neoadjuvante Chemotherapie des Mammakarzinoms).

3.4.7 Personalisierte Medizin

In der personalisierten Medizin, auch *Präzisionsmedizin* genannt, geht es um eine spezifizierte Behandlung einer bestimmten Patientengruppe mit dem Ziel einer Effizienzsteigerung. Zum besseren Verständnis seien einige Beispiele angeführt:

- Gentherapie bei angeborenem schwerem kombiniertem Immundefekt (SCID), bedingt durch einen Adenosin-Desaminase(ADA)-Mangel: Die Kinder mit ADA-SCID wurden bisher über Stammzelltransplantation und/oder Enzymersatztherapie behandelt, jedoch ohne zufriedenstellende Langzeitwirkung. Diesbezüglich erfolgversprechender dürfte sich die gentherapeutische Behandlung erweisen. Hierbei werden Stammzellen aus dem Knochenmark des Patienten gewonnen und danach die mittels Genfähre bereinigten Stammzellen dem Patienten wieder zugeführt, wo sie funktionsfähige Lymphozyten herstellen und damit zu einem weitgehend intakten Immunsystem führen.

---

[115] Personalisierte Hirnstimulation. Dtsch Ärztebl, Jg 119, H 40, 7. Oktober 2022.
[116] Eisemann N, Bunk S, Mukama T et al, Nation-wide real-world implementation of AI for cancer detection in population-based mammography screening. Nat Med (2025) doi.org.
[117] Wehkamp K, Krawczak M, Schreiber S, Qualität und Nutzen künstlicher Intelligenz in der Patientenversorgung. Dtsch Ärztebl, Jg 120, H 27-28, 10. Juli 2023.

- CAR-T-Zelltherapie: Bei dieser Therapie werden bei einem Krebspatienten sogenannte T-Zellen (Abwehrzellen des körpereigenen Immunsystems) aus seinem
Blut entnommen, mit speziellen Rezeptoren für Krebszellen (chimäre Antigen-
Rezeptoren, CAR) versehen und so nach Zellvermehrung im Labor dem Patienten zurückgegeben. Diese personalisierten CAR-T-Zellen können nun die Krebszellen aufspüren und vernichten.
- Therapeutische Impfstoffe für Krebstherapie: Die Impfung gegen Krebs ist auf
krebstypische Oberflächenproteine gerichtet, die meist durch Genmutationen entstehen. Im Labor muss ein für den jeweiligen Patienten individueller Impfstoff hergestellt werden. Die Idee ist einfach, die Realisierung kompliziert. Hierzu gibt es
verschiedenen Ansätze (z. B. Protein-/Peptid-basierte oder DNA- oder RNA-ba-
sierte Impfungen, CAR-T-Zelltherapie), wobei das Risiko unerwünschter Immunreaktionen besteht.

Neben dem vorstehenden reduktionistischen Verständnis von personalisierter Medizin, gibt es eine holistische Auffassung von personalisierter Medizin im Sinn einer
ganzheitlich auf den Bürger abgestimmten Gesundheitsversorgung, d. h. einer Neu-
regelung der Prävention und medizinischen Versorgung der Bevölkerung.[118]

Die weitere Individualisierung der personalisierten Medizin führt zur individualisierten Medizin, bei der die *individuellen Lebensumstände* eines einzelnen Menschen im Vordergrund stehen. Die individualisierte Medizin findet Anwendung in
der Psychotherapie.

3.4.8   Bayes-Theorem

Mit der bedingten Wahrscheinlichkeit wird in der medizinischen Diagnostik die Beziehung zwischen Symptom und Diagnostik ausgedrückt. Das Bayes-Theorem[119] bietet
die Grundlage für die diagnostische Schlussweise basierend auf dem Wahrscheinlich-
keitskonzept. „Es erlaubt den Schluss vom Symptom auf die Diagnose herzustellen."[120]
Aus Prävalenz (Häufigkeit des Vorkommens der Krankheit in der Population) sowie
Sensitivität und Spezifität des Tests lässt sich der positive Vorhersagewert, d. h. die bedingte Wahrscheinlichkeit für das Vorliegen einer Diagnose bei positivem Testergebnis
berechnen.

Mit dem erweiterten Bayes-Theorem kann von mehreren kausalen Wahrscheinlichkeiten auf eine Diagnose geschlossen werden.[121] Die Wahrscheinlichkeit von
Diagnosen kann unter zwei Symptomen ermittelt werden, wenn diese konditionell
unabhängig sind.[122]

---

[118] Müller H, Patientennutzen um jeden Preis? In: Personalisierte Medizin- der Patient als Nutznießer oder Opfer? hrsg. v. Deutschen Ethikrat 2012, 41.

[119] Gross R, Löffler M, Prinzipien der Medizin. Springer1998, 287–293.

[120] Gross R, Löffler M, a. a. O., 287.

[121] Gross R, Löffler M, a. a. O., 291/292.

[122] Gross R, Löffler M, a. a. O., 292.

Auch in der Therapieentscheidung z. B. bei onkologischen („Bayesian adaptive designs") oder Infektionskrankheiten wird das Bayes-Theorem angewendet, um die Wahrscheinlichkeiten für den Therapieerfolg oder das Risiko von Nebenwirkungen festzustellen.[123] Das individuelle Risikoprofil eines Patienten kann mit der bekannten Erfolgswahrscheinlichkeit einer Therapie kombiniert werden.

Die Anwendung des Bayes-Theorems ist mit verschiedenen Herausforderungen verbunden: Zum einen bezüglich komplexer Berechnung sowie zum anderen bezüglich verfügbarer zuverlässiger Daten (Sensitivität und Spezifität) und vorauszusetzender probabilistischer Denkweise.[124] Letztere scheint erforderlich, um die Ergebnisse richtig zu interpretieren und klinisch integrieren zu können.

3.4.9   Nutzenkonzept nach Bernoulli

Das Nutzenkonzept nach Bernoulli hat Bedeutung für die Entscheidungsfindung unter Unsicherheit. Es wird dabei die Erfolgswahrscheinlichkeit einer medizinischen Maßnahme in Relation zum patientenseitigen Nutzen betrachtet. Die ärztliche Entscheidung basiert insofern theoretisch auf Wahrscheinlichkeit und Nutzen.[125] Der Nutzen von Behandlungsoptionen wird oft in der Maßeinheit QALY (Quality-Adjusted Life Years)[126] ausgedrückt, in der Lebensjahre mit deren Lebensqualität kombiniert sind:

Therapie A führt zu höherer Überlebensrate und schweren Nebenwirkungen → für Patient gegebenenfalls geringer Nutzen gegenüber Therapie B, die mit geringerer Überlebensrate und besserer Lebensqualität verbunden ist → kann für Patient gegebenenfalls höheren Nutzen haben.

Das Nutzenkonzept hilft in der Entscheidungsfindung, wenn eine Intervention sowohl potenziell positive als auch negative Effekte hat (Risiko-Nutzen-Abwägung).

Das Nutzenkonzept kann angewendet werden, um verschiedene Therapieoptionen zu vergleichen, z. B. medikamentöse Therapie oder Operation. Insbesondere wenn beide Optionen ähnliche Erfolgswahrscheinlichkeiten haben, jedoch mit unterschiedlichen Auswirkungen auf die Lebensqualität des Patienten verbunden sind. Dessen Präferenzen und subjektiver Nutzen können die Entscheidung beeinflussen.

In der Präventionsmedizin kann über das Nutzenkonzept der langfristige Nutzen von prophylaktischen Maßnahmen quantifiziert werden.

---

[123] Methoden klinischer Prüfung in der Onkologie. https://www.springermedizin.de.
[124] Gross R, Löffler M, Prinzipien der Medizin. Springer 1998, 293.
[125] Gross R, Löffler M, a. a. O., 326.
[126] Meißner M, Was ist ein QUALY? Dtsch Ärztebl Jg 107, H 12, 26. März 2010.

In der klinischen Praxis kann die Berechnung von Wahrscheinlichkeiten und Nutzenwerten schwierig sein, insbesondere unter Zeitdruck. Außerdem ist bei Nutzenbewertungen vorauszusetzen, dass Wahrscheinlichkeiten und Folgen bekannt sind, was oft nicht der Fall ist.

Schließlich erfordert die Anwendung des Nutzenkonzepts enge Kommunikation zwischen Arzt und Patient sowie sorgfältige ethische Abwägung.

Wenn Ärzte mit Patienten über verschiedene diagnostische oder therapeutische Behandlungsmöglichkeiten sprechen, können die Entscheidungen von Unsicherheit und Risiko geprägt sein. Der Nutzen oder die Präferenz eines Patienten in Bezug auf die möglichen Ergebnisse (z. B. Lebenserwartung, Lebensqualität) wird nicht notwendigerweise linear steigen, sondern kann gemäß dem Bernoulli-Prinzip abnehmen. Ein Beispiel wäre ein Patient, der vor einer risikobehafteten Behandlung steht, die entweder zu einer vollständigen Heilung oder zu erheblichen Nebenwirkungen führen kann. Die Entscheidung hängt nicht nur vom erwarteten Ergebnis ab, sondern auch von der subjektiven Wahrnehmung des Risikos und der Erreichung eines weiteren Zielwerts wie Lebensqualität.

Das Bernoulli-Prinzip, d. h. das Nutzenkonzept, kann hilfreich bei den folgenden medizinischen Entscheidungen angewendet werden.

Wenn eine Maßnahme nicht nur positive, sondern auch negative Wirkungen aufweist, kann Risiko-Nutzen-Abwägung erfolgen. Als Beispiel sei die neoadjuvante Chemotherapie genannt, unter der es zur Tumorrückbildung kommen kann, was jedoch auch zu schweren Nebenwirkungen führen kann. Wird aufgrund der Tumorcharakteristik von einer Rückbildungswahrscheinlichkeit von 60 % und der Eintrittswahrscheinlichkeit von Nebenwirkungen von 20 % ausgegangen, so lässt sich daraus der erwartete Nutzen berechnen.

Eine weitere Anwendung des Nutzenkonzepts besteht in der Bewertung verschiedener Therapieoptionen. Hierbei können jeweiligen Präferenzen bzw. subjektiver Nutzen des Patienten die Entscheidung bestimmen, insbesondere wenn die Optionen etwa gleiche Erfolgswahrscheinlichkeiten haben.

Der limitierte Einsatz des Nutzenkonzepts in der klinischen Praxis ergibt sich aus

- der wegen Komplexität und Zeitdruck erschwerten Berücksichtigung von Wahrscheinlichkeiten und Nutzenwerten,
- dem gegebenenfalls Fehlen vorauszusetzender Wahrscheinlichkeiten und Folgen,
- der gegebenenfalls Nichtvereinbarkeit bei Nutzenmaximierung mit Patientenautonomie und Benefizienz.

3.4.10 DEGIM-Initiative KEE

Von der Gesellschaft für Innere Medizin (DEGIM) wurde in ihrer Qualitätsoffensive „Klug entscheiden" auf die Relevanz der Indikationsqualität und deren Sicherstellung hingewiesen. *Ein* Behandlungsergebnis kann nur dann als wirklich gut gelten, wenn auch die Indikation zutreffend war. Die DEGIM-Initiative richtet sich gegen diagnostisch/therapeutische Unter- und Überversorgung. Überversorgung bezieht sich auf häufig durchgeführte Maßnahmen, die wissenschaftlich nachweislich nicht nutzbringend sind, während Unterversorgung im häufigen Unterlassen von Maßnahmen besteht, deren Nutzen wissenschaftlich belegt ist. Nach DEGIM steht offenbar in Leitlinien, Aus-, Weiter- und Fortbildung das Machbare und weniger das Sinnvolle im Vordergrund. Als Gründe für Überversorgung werden von DEGIM genannt: Angst vor Behandlungsfehlern, zunehmende Arbeitsverdichtung, patientenseitiges Anspruchsverhalten, Fehlanreize durch Vergütungssystem im Gesundheitswesen. Die Initiative zielt ab auf Positiv- und Negativ-**K**lug-**E**ntscheiden-**E**mpfehlungen (KEE), um Über- oder Unterversorgung entgegenzuwirken. KEE sind keine Richtlinien und sollen Leitlinien nicht ersetzen.[127]

Nachfolgend werden zum besseren Verständnis einige zitatgemäße KEE-Beispiele aus der Infektiologie angegeben.[128]

Beispiele für Positiv-Empfehlungen
- „Bei dem klinischen Bild einer schweren bakteriellen Infektion sollen rasch Antibiotika nach der Probenasservierung verabreicht und das Regime regelmäßig evaluiert werden."
- „Bei fehlender klinischer Kontraindikation sollen orale statt intravenöse Antibiotika mit guter oraler Bioverfügbarkeit appliziert werden."

Beispiele für Negativ-Empfehlungen
- „Die perioperative Antibiotikaprophylaxe soll nicht verlängert (d. h. nach der Operation) fortgeführt werden."
- „Der Nachweis erhöhter Entzündungswerte wie C-reaktives Protein (CRP) oder Procalcitonin (PCT) allein soll keine Indikation für eine Antibiotikatherapie darstellen."

3.5 Erwartungsbildung und Erwartungshaltung

3.5.1 Erwartungsbasis

Als ärztliche Erwartungsbasis kann die Erfolgsprognose bzw. Erfolgsabschätzung aufgrund von Evidenz-basierter Medizin (EbM), Erfahrungswissen und konkreten Ausgangs- sowie Verlaufsbedingungen des jeweiligen bestimmten Patienten gelten.

---

[127] Hasenfuß G, Märker-Herrmann E, Hallek M, Fölsch UR: Initiative „Klug entscheiden" gegen Unter- und Überversorgung. Dtsch Ärztebl, Jg113, H 13, 2016, A600-602.

[128] Jung N: Klug entscheiden in der Infektiologie. Dtsch Ärztebl Jg. 113, H. 13, 2016, 8–10.

Die ärztliche Erwartung basierend auf dem Störungs-Kompensationskonzept gibt an, inwieweit und auf welche Weise sich voraussichtlich ein Missverhältnis zwischen Störung und Kompensation beseitigen lässt. Dies unter Bezug auf die Art des Missverhältnisses sowie die davon abgeleitete geeignete Strategie und Ansatzweise.

Zur Verdeutlichung sei ein Beispiel aus der Geburtsmedizin gewählt, der sogenannte hohe Schultergradstand (Schulterdystokie) unter der Geburt. Hierbei verhakt sich die vordere Schulter oberhalb der Symphyse, „bleibt hier hängen", sodass nach Austritt des kindlichen Kopfs der Eintritt des Körpers in den Beckeneingang blockiert ist. Dies führt zum Geburtsstillstand und über die Nabelschnurkompression zur massiv akuten Gefährdung bezüglich hypoxischer Hirnschädigung. Eine solche meist überraschend auftretende Situation entspricht einem absoluten Missverhältnis zwischen Störung und Kompensation, insofern der Organismus über keinen Kompensationsmechanismus verfügt, sodass durch unverzüglich einsetzende geburtshilfliche Maßnahmen die kindliche Schulter von der Symphyse gelöst werden muss, was der Strategie der Störungsbeseitigung und dem einseitigen Ansatz (an der Störung) folgt. Die Erwartung der unbedingten Rettung des Kindes vor seinem Absterben basiert auf einer Abfolge stufenweise intensivierter geburtshilflicher Maßnahmen jeweils in Relation bis zum Erfolgseintritt[129, 130]:

Mehrmaliges Überstrecken und Beugen der Beine (sogenanntes McRoberts-Manöver) und gleichzeitige suprasymphysäre Druckanwendung zur Schulterrotation.

- Falls kein Erfolg: Mit zwei Fingern über kindlichen Rücken in hinteres Scheidengewölbe eingehen und drehen der hinteren Schulter
- Falls kein Erfolg: Mit zwei Fingern hinteren Arm über die Kreuzbeinhöhle vorluxieren (Gefahr: Oberarmfraktur und Plexusschädigung)
- Falls kein Erfolg: Durch Druck über einen Finger Frakturieren der Claviculae und Herausholen der kindlichen Arme (Gefahr: Oberarmfraktur und Plexusschädigung)
- Falls kein Erfolg: Abdominaler Rettungsversuch bei lebendem Kind durch Eröffnen des Uterus, Drücken der fetalen Schulter in queren Durchmesser und unter Symphyse, danach vaginale Entwicklung des Kindes

Diese Abfolge zeigt in besonderer Deutlichkeit den wechselseitigen Zusammenhang von Entscheidung (zu einer bestimmten Maßnahme) und Erwartung (des Ergebnisses). Wie in Abb. 3.14 dargestellt, ist in vorgenannter stufenweiser Abfolge rekursives Handeln enthalten.

Die Erwartungsbasis unterliegt einer vom fortschreitenden Erkenntnisstand abhängigen ständigen Veränderung, wobei es darauf ankommt, diese den heilberuflichen Fachkreisen für deren Handeln baldmöglichst und direkt mitzuteilen. Dies kann über Internet (z. B. AWMF-Leitlinien) oder auf herkömmliche Weise über Fachbeiträge und

---

[129] Schneider, Husslein, Schneider, Die Geburtshilfe. Springer 2016, 942–951.
[130] v. Hintzenstern, Notarzt-Leitfaden. 2021, 572–573.

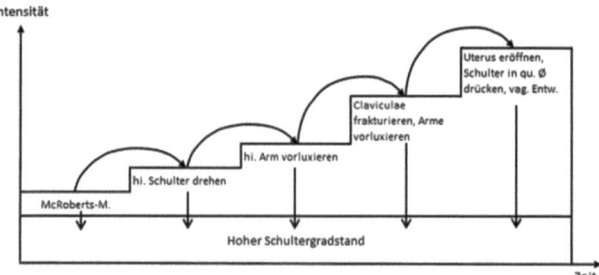

Abb. 3.14 Kompensationssubstitution durch rekursives Handeln bei Schultergradstand. Das Stufendiagramm zeigt das rekursive Vorgehen bei nicht geburtsfähigem hohem Schultergradstand. Die einzelne Maßnahme bezieht sich jeweils auf das Vorergebnis (bogenförmiger und senkrechter Pfeil), wobei deren geburtshilfliche Intensität von Stufe zu Stufe ansteigt

Fachtagungen geschehen. Ein sehr verlässlicher Informationsweg ist der einem Arzt *persönlich* zugehende sogenannte *Rote-Hand-Brief*, einem in Deutschland gebräuchlichen Informationsschreiben unter dem Symbol der roten Hand, mit dem pharmazeutische Unternehmen Ärzte und Apotheker über neu erkannte Arzneimittelrisiken und sonstige für die Therapie bedeutsame Änderungen der Fachinformation sowie über zurückgerufene fehlerhafte Arzneimittelchargen informieren.

3.5.2 Erfahrung

Der Begriff Erfahrung lässt sich etymologisch auf er-fahren durch Fahren (Wandern, Reisen) zurückführen. Erfahrung bildet eine wichtige Grundlage der Erkenntnis, zum einen durch *Beobachtung* von Sachverhalten, die vom Menschen nicht beeinflusst wurden, und zum anderen durch das *Experiment* und damit vom Menschen bewirkter Sachverhalte. Beide Aspekte sind auch in der Medizin vorhanden: Der Beobachtung entsprechen Anamnese und Befunderhebung, der zweite Aspekt findet sich in den Ergebnissen von Behandlungen.

Aus der Erfahrung werden durch induktive Schlüsse Erkenntnisse gewonnen. Induktion bedeutet, dass von einzelnen Fallerfahrungen auf ein diesen zugrundeliegendes Gesetz geschlossen wird, das auf andere Fälle anwendbar ist.

„Verstehen kann man nur Sachverhalte, die man in ähnlicher Weise selbst erfahren hat."[131] Die erfahrungsbezogene Schlussweise ergänzt die evidenzbasierte (z. B. leitliniengemäße) Ableitung für die spezifische Behandlung eines Patienten d. h. externe Evidenz. Im Gegensatz zu dieser beruht die interne Evidenz auf erworbenem Wissen und klinischer Erfahrung des behandelnden Arztes.

Nach Aristoteles „entsteht den Menschen aus der Erinnerung die Erfahrung; denn viele Erinnerungen an ein und denselben Sachverhalt bewirken das Vermögen einer

---

[131] Seiffert H: Einführung in die Wissenschaftstheorie. Vierter Band. Beck-Verlag 1997, 56, 92.

Erfahrung. Und es scheint die Erfahrung etwas Ähnliches wie Wissenschaft und Kunst zu sein."[132]

Die Erfahrung lehrt, wie Erwartungen durch welche Entscheidungen erfüllbar, bedingt erfüllbar oder nicht erfüllbar waren.

Das in der Rückschau Erfahrene kann hilfreich für die Entscheidung suchende Vorausschau sein. Diese Rückschau liegt dem Begriff der Retrognose bei Hippokrates zugrunde. Über Retrognose lässt sich nur bedingt auf die Prognose einer Erkrankung rückschließen. Dies ergibt sich schon daraus, dass die meisten organismischen Prozesse nichtlinear verlaufen. Retrognose bedeutet von der Diagnose abgeleitete Aussagen zu früheren Befunden und Symptomen zu treffen. Wenn Retrognose auf größere Gruppen von gleichartig Erkrankten, d. h. auf bei diesen festgestellte Frühphasemuster Bezug genommen wird, können bei Übereinstimmung gegebenenfalls Anhaltspunkte für die Prognose beim Einzelnen gegeben sein.

Erfahrung in der Medizin bezieht sich auf Entscheidungen und Erwartungen, wobei zwischen arztseitigen und patientenseitigen Erfahrungen zu unterscheiden ist. Die ärztliche Erfahrung beinhaltet das Sammeln von Wissen aus klinischen Situationen und der Anwendung dieses Wissens in diagnostischen und therapeutischen Entscheidungen. Durch diese Erfahrung entwickelt sich, wie bei spezifischen Krankheitsbildern oder bei Einsatz von Behandlungsmethoden zu entscheiden ist. Die Erfahrung in Bezug auf Erwartung beruht sowohl bei Patienten als auch Ärzten auf den nach Behandlung erzielten Ergebnissen und den sich daraus ableitbaren künftigen Erwartungen. Es ist ein beständiger Rückkopplungs- oder Lernprozess zwischen Entscheidung und Erwartung sowie zwischen Erwartung und Entscheidung. Mit anderen Worten: Ärzte lernen, wie bestimmte Behandlungen in der Vergangenheit bei Patienten gewirkt haben und welche Ergebnisse zu erwarten sind.

Beim Patienten sind es eigene oder fremde Erfahrungen in Bezug auf eine Behandlung, von denen ihre Erwartung bestimmt wird. Haben sie in der Vergangenheit gute Erfahrungen mit einer Behandlung gemacht, so erwarten sie das gleiche auch diesmal.

Welchen Stellenwert hat die auf ärztlicher Erfahrung beruhende *individuelle Urteilskraft* in der Medizin? Erkenntnistheoretisch kann diese jedenfalls zu verlässlichen Aussagen führen.[133]

„*Interne Evidenz* – also in erster Linie die eigene ärztliche Erfahrung des Behandelnden selbst – ist *externer Evidenz* aus wissenschaftlicher Forschung jedoch mehr als ebenbürtig."[134] Externe Evidenz kann interne Evidenz ergänzen, jedoch nicht ersetzen.

Es gibt keine Top-down-EbM, die ärztliche Therapiefreiheit einschränkt. Medizin ist nach wie vor eine Praxis-, Handlungs- und damit Erfahrungswissenschaft. Ärztliche Kunst ist die Verbindung von theoretischem Sachwissen mit praktischem

---

[132] Aristoteles: Metaphysik. I. Buch. Reclam Stuttgart, 1970, 17.

[133] Jansen C, Der Medizinische Standard. Springer 2019, 21.

[134] Jansen C, a.a.O, 22.

Handlungswissen, und ergibt so die Entscheidungsgrundlage für die ärztliche Behandlung.[135]

3.5.3 Wahrscheinlichkeit in Vorausschau

„Die Wahrscheinlichkeit ist der Grad der Möglichkeit, dass ein bestimmtes Ereignis eintritt."[136]

Wie wahrscheinlich ist es, dass sich durch die getroffene Entscheidung die Erwartung realisiert? Nach probabilistischem Standpunkt haben Erkenntnisse keine absolute Geltung, sondern nur den Status der Wahrscheinlichkeit. Die Wahrscheinlichkeit gilt als kleine Schwester der Wahrheit, d. h. als Wahrheit mit abgeschwächtem Bestätigungsanspruch. Wahrscheinlichkeit kann nur Aussagen zu Erwartungen von Befunden, Verläufen und Ergebnissen zukommen.

Für den einzelnen Menschen kann es bezogen auf dessen Erkrankung keinen Erfahrungswert und nur eine bedingt verlässliche Prognose geben, insofern es für n = 1 keine Wahrscheinlichkeitsregeln gibt. Das Übertragen von an großen Kollektiven erhobenen Daten auf das Einzelindividuum lässt sich erkenntnistheoretisch nicht begründen, die Basis dafür bilden statistische Wahrscheinlichkeitsregeln.

Die *Eintrittswahrscheinlichkeit* einer Erwartung ist mit Unsicherheiten verbunden, sodass *mehrere Ergebnisse* möglich sind. Diese können auf das Ausmaß der Realisierung einer Entscheidung und dabei aufgetretene Nebenwirkungen (z. B. Komplikationen) zurückgeführt werden. In klinischen Studien und randomisierten kontrollierten Studien (Experimental- zu Kontrollgruppe mit Zufallsauswahl) werden Daten zur Wirksamkeit von Behandlungen nach Wahrscheinlichkeit ermittelt.

Schiepek schreibt: „Abgesehen von den Subjektivitäten und Unschärfen bei allem, was mit Eintrittswahrscheinlichkeiten und Prognosen zu tun hat (von nichtlinearen Prozessen sei hier gar nicht die Rede), stehen bereits über die Ausgangslage, ja selbst über die Anzahl und das Aussehen der zu wählenden Optionen oft nicht genügend Informationen zur Verfügung. Es handelt sich bei vielen Entscheidungen um ein Navigieren in schlecht strukturierten Situationen [...]. Sobald man sich auf die Möglichkeit zweier oder mehrerer Optionen einlässt, wird die Situation bi- oder multistabil."[137]

Drei einfache Wahrscheinlichkeitsregeln sind:

a) „Wenn ein Ereignis mit absoluter Sicherheit eintreten wird, beträgt seine Wahrscheinlichkeit 1 (entspricht 100 %).

---

[135] Jansen C, Der Medizinische Standard. Springer 2019, 23.

[136] Seiffert H, Einführung in die Wissenschaftstheorie, Band 4, Beck Verlag 1997, 184.

[137] Schiepek G, Entscheidung als Musterbildungsprozess. In: Komplexe Systeme und Nichtlineare Dynamik in Natur und Gesellschaft, hrsg. von Mainzer K. Springer 1999, 284.

b) Kann ein Ereignis unmöglich eintreten, ist seine Wahrscheinlichkeit 0 (entsprechend 0 %).

c) In allen anderen Fällen liegt die Wahrscheinlichkeit zwischen 0 und 1 (also zwischen 0 % und 100 %)."[138]

Mit dem sogenannten *Gail-Modell* kann das individuelle Risiko zur Wahrscheinlichkeit einer Brustkrebserkrankung innerhalb der folgenden fünf Jahre berechnet werden. Dieses Modell basiert auf sieben Kriterien (Rasse; Alter ≥ 35 Jahre; Menarche-Alter; Alter bei erster Geburt; Verwandte ersten Grades mit Brustkrebs; Anzahl früherer Brustbiopsien; Biopsie mit atypischer Hyperplasie), wobei ein hohes Fünf-Jahres-Risiko bei ≥ 1,7 % besteht. Obwohl zum Gail-Modell auch ein spezieller Taschencomputer entwickelt wurde, hat sich das Modell nicht etablieren können.

Es kommt darauf an, die „sojourn time" – das ist die Zeit, während der sich ein Karzinom in der *präklinisch detektierbaren Phase* befindet, d. h. die Verweildauer eines Karzinoms im Organismus, bevor es erkannt und entfernt wird – zu verkürzen. Nach einer Studie von *Tabar* et al. beträgt diese 7,7 Jahre beim invasiv-duktalen Mammakarzinom Grad I.[139]

3.5.4 Erwartungshaltung

Mit einer Entscheidung verbindet sich in der Regel eine Erwartung. Die Erwartungshaltung kann früher oder später zu einer Entscheidung führen, wobei diese auch darin bestehen kann, eine Erwartung gänzlich oder teilweise aufzugeben.

Die Erwartungshaltung des Arztes zur Erfolgswahrscheinlichkeit der entschiedenen Behandlungsmaßnahme wird überwiegend positiv (optimistisch) sein, ansonsten würde er diese seinem Patienten nicht empfohlen haben. Möglich erscheint auch eine indifferente Erwartungshaltung, wenn der Erfolg einer Behandlung a priori als unsicher gilt, jedoch alternativlos ist – ausgenommen deren Unterlassung – z. B. bei palliativer Chemotherapie.

Die Erwartungshaltung des Arztes steht in engem Zusammenhang mit seiner *Überzeugtheit* von der Wirksamkeit der getroffenen Entscheidung und des daraufhin antizipierten Behandlungsergebnisses. Das Gewinnen von Überzeugung ist wesentlicher Bestandteil des Entscheidungsprozesses. Dem Patienten gegenüber ist diese *überzeugte Erwartung* zu begründen (Transparenz).

Unter *Überzeugung* in der Medizin sei das begründete Festhalten an eigenen, in der Regel übernommenen Auffassungen bzw. Erkenntnissen zu verstehen.

Wie stark die Erwartungshaltung des Patienten sein kann, wird am Placebo- oder Nocebo-Effekt deutlich. Beim Placebo-Effekt kommt es zur gewünschten günstigen

---

[138] Sadava D, Hillis DM, Heller HC, Berenbaum R: Purves Biologie. Spektrum, 2011, 319.

[139] Tabar L, Fagerberg G, Chen HH et al. Tumor development, histology and grade of breast cancers: Prognosis and progression. Int J Cancer 1996; 66: 413–414.

Nebenwirkung, beim Nocebo-Effekt zur unerwünschten ungünstigen Nebenwirkung des Scheinmedikaments. Beide Effekte können auch bei „echten" Medikamenten auftreten.

Als Beispiel für Nocebo-Effekt sei eine Patientin angeführt, die wiederholt eine für sie überlebenswichtige antihormonelle Behandlung bei Hormonrezeptor-positivem Mammakarzinomrezidiv wegen Anschwellen der Zunge ablehnte. Daraufhin hatte der Arzt die Patientin in seine Praxis einbestellt, um die Einnahme des Medikaments sowie die Reaktion darauf selbst zu überwachen. Die Zunge schwoll nicht an, die antihormonelle Behandlung wurde akzeptiert, das Lungenrezidiv bildete sich darunter vollständig zurück.

Im ärztlichen Gespräch mit dem Patienten können unter anderem dessen krankheitsbezogene Auffassungen erkundet und für das Coping genutzt werden.

Coping in der Medizin besteht darin, dem Patienten Bewältigungsverhalten (Kompensation) bei chronischen Erkrankungen oder Behinderungen zu vermitteln.

Ärztliche Antizipation möglicher ungünstiger Erwartung: Als Beispiele seien genannt die Vorbereitung auf Behandlung eines anaphylaktischen Schocks bei Impfung, die ergänzende sonografische Abklärung bei hoher mammografischer Brustgewebsdichte zum Ausschluss eines maskierten Krebsherds, die notwendige Aufklärung über das seltene, jedoch nicht auszuschließende Absterben eines Latissimus-dorsi-Lappentransplantats zum Brustwiederaufbau.

3.5.5 Erwartungsmanagement

Das ärztliche Erwartungsmanagement basiert auf wirksamer Kommunikation, Leistungserbringung und Vermeidung von Konflikten. Frühzeitig erkennt der Arzt, welche patientenseitigen Erwartungen an die Zielerreichung gestellt werden und in welchem Maß diesen Erwartungen entsprochen werden kann. Die Ursache der meisten Konflikte liegt in enttäuschten Erwartungen. Es geht daher um ein Maximum an Transparenz. Für operative Eingriffe sowie anästhesiologische, bestimmte medikamentöse, strahlentherapeutische und diagnostische Maßnahmen hat sich die standardisierte Aufklärungsdokumentation bewährt. In dieser erhält der Patient Informationen in schriftlicher Form über die geplante Maßnahme sowie deren Risiken und mögliche Komplikationen. Noch bedeutsamer dürfte das Aufklärungsgespräch sein, insofern dabei die Erwartungen vonseiten des Patienten geäußert und erkundet werden können. Der Arzt hat hierbei die wichtige Aufgabe durch Rückfragen zu sichern, dass der Patient die ärztlichen Ausführungen richtig verstanden hat und insbesondere, ob beide Seiten bezüglich des entscheidungsgemäßen Vorgehens und der darauf gestützten Erwartungen das Gleiche verstehen.

Das Erwartungsmanagement bildet die effizienteste Form der *Konfliktvermeidung*. Die Ursache vieler Konflikte liegt in enttäuschten Erwartungen.

Als probate Mittel im Erwartungsmanagement gelten die schriftliche Aufklärungsdokumentation und das ausführliche Aufklärungsgespräch zur vorgesehenen medizinischen Maßnahme einschließlich damit verbundener Risiken, möglicher Komplikationen und erzielbarer Erfolge.

Im Rahmen des Erwartungsmanagements kann die Kontaktaufnahme mit bereits behandelten Patienten empfohlen werden, wobei deren Einverständnis zuvor einzuholen wäre.

Sofern einschlägige Leitlinien vorhanden sind, sollte der Patient darauf hingewiesen werden.

Im Erwartungsmanagement spielt sicher auch die Kompetenz des Behandlers bzw. der Behandlungseinrichtung für den Patienten eine Rolle. Aus der Anzahl erfolgter Eingriffe bzw. Behandlungen lässt sich nicht auf deren Erfolgsraten schließen, wenn diese nicht angegeben werden. Das Aufklärungsgespräch ist zu nutzen, um die Erwartungshaltung des Patienten zu erkunden. Insbesondere bei erhöhtem *Leidensdruck* ist meist die Erwartung an einen Erfolg der Behandlungsmaßnahme sehr hoch, der jedoch trotz standardgemäßer, bestmöglicher Vorgehensweise nicht garantiert werden kann. Der Grund dafür liegt in der ex ante objektiv begrenzten Voraussagbarkeit individueller, gegebenenfalls komplexer Reaktionen. Misserfolge können insofern auch ohne ärztliches Verschulden auftreten.

Die Indikationsstellung entspricht der Entscheidung für die Anwendung einer ärztlichen Maßnahme zur Behandlung oder zum Nachweis eines Missverhältnisses zwischen Störung und Kompensation im Organismus. In der Indikationsstellung ist gleichzeitig die Erwartung eines Erfolgs (Therapie, Prophylaxe) und Nachweisbarkeit (Diagnostik) enthalten. Das Anwendungserfordernis findet abgestuft seinen terminologischen Niederschlag in vitaler, absoluter, relativer und elektiver (wahlweiser) Indikation.

Ähnlich wie das Management der Entscheidung mündet auch das der Erwartung in einen *Abgleich,* der letztlich zur Einwilligung oder Ablehnung der empfohlenen medizinischen Maßnahme führt.

Das Erwartungsmanagement besteht im patientenseitigen Entwickeln realistischer Zielvorstellungen und im Überzeugungsgewinn mit hoher Kompetenz behandelt zu werden.

Für das Erwartungsmanagement spielt die Erfolgswahrscheinlichkeit eine dominierende Rolle. Diese kann vom Arzt durch individuelle Risiko-Nutzen-Abwägung abgeschätzt werden.

Für den einzelnen Menschen kann es bezogen auf dessen Erkrankung keinen Erfahrungswert und nur eine bedingt verlässliche Prognose geben. Es lassen sich an großen Kollektiven erhobene Erfahrungs- und Prognosedaten nur vage anwenden.

3.5.6 Nachhaltigkeit in der Entscheidung

In den Erwartungen des Arztes sowie des Patienten bildet Nachhaltigkeit im Sinn von anhaltender krankheitsvorbeugender bzw. -beseitigender Wirkung ein wichtiges Moment.

Bekanntlich haben diagnostische Ergebnisse eine in unterschiedlichem Maß begrenzte Nachhaltigkeit. Bestimmte Impfungen sind im Interesse der Nachhaltigkeit von Zeit zu Zeit zu wiederholen (Auffrischungsimpfungen). Allerdings kann gegen Masern, Mumps und Röteln (MMR) ein lebenslang anhaltender Impfschutz erzeugt werden. Metastasenbildung nach onkologischer Behandlung zeigt deren begrenzte Nachhaltigkeit.

Von besonderer Nachhaltigkeit sind Entscheidungen des Pathologen bezüglich Malignität anhand von Schnellschnittuntersuchungen innerhalb von Operationen, insofern daraus unmittelbare irreversible Konsequenzen bezüglich Radikalität des Eingriffs resultieren können.

„Generell bewegt sich der Pathologe bei der Schnellschnittbefundung zwischen zwei Gefahrenpolen: Falsch positive Beurteilungen führen eventuell zu radikaleren und ggf. funktionseinschränkenden OPs bzw. zu einer Übertherapie, deren Folgen irreversibel sind. Andererseits kann eine falsch negative Diagnose, die am Paraffinschnitt revidiert werden muss, einen Zweiteingriff mit erneutem OP-Risiko für den Patienten nach sich ziehen. Daher sind trotz des Zeitdrucks bei der Befundung eines Schnellschnittes die nötige Ruhe, große Umsicht, ggf. die Einholung einer Zweitmeinung durch Kollegen und im Zweifelsfall Zurückhaltung geboten."[140]

Das Erreichen von Nachhaltigkeit kann durch *einmalige* Intervention (Beispiel: Appendektomie bei Appendizitis) oder *wiederholte* Maßnahme bzw. Intervention (Beispiele: Dauermedikation, Intrauterinpessar zur Kontrazeption) erfolgen.

Die Nachhaltigkeit einer Appendektomie liegt bei 100 %, d. h. das Auftreten einer Störung in der Appendix vermiformis ist ausgeschlossen.

Die postoperative Bestrahlung nach brusterhaltender Operation hat eine nachhaltige Wirkung von zehn Jahren bezüglich des Schutzes vor Lokalrezidiv.[141]

Die Nachhaltigkeit bei Gabe eines Schmerzmittels kann über mehrere Stunden, eines Antihypertensivums über eine Tag, eines hormonhaltigen Intrauterinpessars über fünf Jahre gehen. Bei der wiederholt herzustellenden Nachhaltigkeit handelt es sich nicht nur um das Andauern (Persistieren) der gewünschten Wirkung, sondern auch der Risiken bzw. Nebenwirkungen.

Gustav Kuschinski (1904–1992, Pharmakologe) schrieb: „Wenn behauptet wird, dass eine Substanz keine Nebenwirkung zeigt, so besteht der dringende Verdacht, dass sie auch keine Hauptwirkung hat."[142]

3.5.7   Erwartungssicherung

Die Erwartungssicherung besteht in dem entscheidungsgemäß realisierten Behandlungsziel und dessen Reevaluation (siehe Abb. 3.1). Als einfaches Beispiel sei eine Brustvergrößerungsoperation angeführt. Behandlungsziel ist die epipektorale Silikonimplantateinlage (350 cc) beidseits. Intraoperativ erfolgte die Reevaluation

---

[140] Siegert SI. Intraoperative Schnellschnittdiagnostik in der Pathologie. In: Zschr. Trillium Diagnostik 2/2018).

[141] Sonnet M, Radiotherapie schützt. Perspektiven der Gynäkologie 2024. Dtsch. Ärztebl.

[142] https://www.vfa-patientenportal.de > nutzen-und-risiken.

an der aufgesetzten Patientin bezüglich Brustästhetik (Symmetrie, körpergerechte Brustgröße, natürliche Brustform).

Auch bei der Diagnostik ist die Erwartungssicherung von Bedeutung. Es ist zwischen Ausschluss- und Nachweisdiagnostik zu unterscheiden. Durch *Ausschlussdiagnostik* wird gesichert, dass bei vagem klinischem Verdacht die Erkrankung nicht übersehen wird. Dagegen soll durch *Nachweisdiagnostik* bei klinischem Verdacht das Bestehen einer Erkrankung gesichert werden. Die Erwartungssicherung basiert auf dem Einsatz geeigneter, qualifiziert durchgeführter diagnostischer Methoden. Die Beteiligung des Patienten beschränkt sich auf die Einverständniserklärung und ein gegebenenfalls bestimmtes Verhaltensregime (z. B. Flüssigkeits- und Speisenaufnahmekarenz von 8 h vor Blutentnahme).

Entscheidung und Erwartung aus Patientensicht

4

Inhaltsverzeichnis

4.1 Primat der Erwartung

4.1.1 Erwartung – Ergebnis

Das Primat der Erwartung zeigt sich darin, dass in der Regel als erster Schritt eine Person, ein Patient den Arzt aufsucht, zu diesem gebracht wird oder der Arzt gerufen wird mit der Erwartung, ärztliche Hilfe oder Rat zu erhalten. Der Patient wird sich dann erst in einem zweiten Schritt entscheiden, ob er der Empfehlung bzw. den Maßnahmen des Arztes Folge leistet. Während sich dem Arzt die Frage stellt „Was ist der Fall, was ist zu entscheiden?", fragt der Patient „Was soll geschehen, was erwartet mich?"

Das Entscheidungs- und Erwartungsverhalten des Patienten wird vor allem vom Beschwerdebild (Leidensdruck), dem Wunsch des Gesundwerdens, dem Vertrauen auf effiziente ärztliche Behandlung, dem Vermeiden behandlungsbedingter Risiken und dem Verhindern von Erkrankung bzw. deren Fortschreitens bestimmt. Darüber hinaus zielt das Verhalten des Patienten allgemein auf den Erhalt von Lebensqualität und Leistungsfähigkeit sowie das Erreichen eines hohen Alters.

Das folgende Kreisschema (Abb. 4.1) zeigt, dass die Erwartung des Patienten über die antizipierte Realisierung zu einem von dessen Entscheidung bestimmten tatsächlichen Ergebnis führt, das sich im Abgleich mit der patientenseitigen Erwartung befindet, aus dem das Ausmaß zur Zufriedenheit über die Wirksamkeit (Nutzen) resultiert.

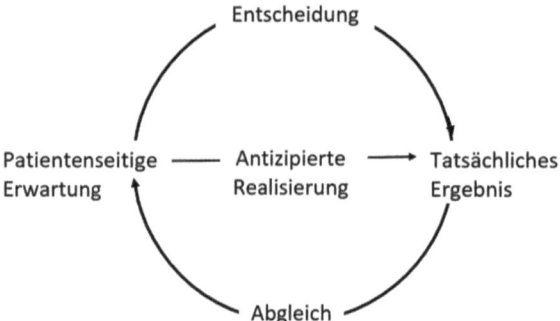

Abb. 4.1 Darstellung des dynamischen Prozesses zwischen patientenseitiger Erwartung und tatsächlichem Ergebnis unter dem Aspekt von Entscheidung, antizipierter Realisierung und Abgleich
Das Diagramm zeigt den Zusammenhang zwischen patientenseitiger Erwartung und tatsächlichem Ergebnis unter drei Aspekten – der antizipierten Realisierung, der Entscheidung und dem Abgleich. Dargestellt ist die Rückwirkung des Abgleichs auf Erwartung und damit auf antizipierte Realisierung und Entscheidung

Der Patient erwartet Zuwendung, Hilfe, Transparenz und Erfolg in der Behandlung. Transparenz kann unter anderem das Erörtern von Untersuchungsergebnissen unter dem Aspekt von Behandlungs- oder Kontrollbedürftigkeit oder für den Fall einer empfohlenen Therapie die Aufklärung insbesondere über Risiken und Erfolgsrate beinhalten.

Eine mögliche Option kann die Entscheidung sein, nichts zu tun, jeweils abhängig von der konkret vorliegenden Situation. Diese kann das Unterlassen einer bestimmten, ansonsten angezeigten Behandlung sogar erfordern. Eine *Kontraindikation* besteht, wenn sich aufgrund vorliegender Sachlage die Anwendung eines Arzneimittels oder einer diagnostischen oder therapeutischen Maßnahme verbietet (z. B. Kontrastmittelgabe bei höhergradiger Niereninsuffizienz)

4.1.2 Schwierige Entscheidungen

Zu den schwierigen Entscheidungen gehören solche mit eingeschränkter Erfolgserwartung.

So heißt es z. B. in der „Basisinformation zum Aufklärungsgespräch" für die „Operation zum Wiederaufbau der weiblichen Brust nach Amputation" (proCompliance Verlag, Erlangen) unter „Erfolgsaussichten" wie folgt:

> „[…] Trotzdem kann eine vollständige Anpassung beider Brüste selbst dann nicht verwirklicht werden, wenn die gesunde Brust angeglichen wird. […] Der Erfolg eines plastisch-chirurgischen Eingriffes wird unterschiedlich bewertet. Eine Garantie dafür, dass das gewünschte Resultat erreicht wird, kann nicht gegeben werden."

Die Patientin hat hier letztlich zu entscheiden, ob sie die eingeschränkte Erfolgserwartung akzeptiert. Auch wenn ein ausgewiesener plastischer Chirurg korrekt operiert, kann das Wunschergebnis nicht garantiert werden.

Schwierige Entscheidungen können auch darin bestehen, dass diese mit dem erhöhten Risiko bedrohlicher Komplikationen verbunden sind.

Zu den wohl schwierigsten Entscheidungen in der Medizin gehört der *Abbruch der zytostatischen Therapie in palliativer Situation*, wobei hier „in intensiven Gesprächen auf einer individuellen Basis gemeinsam mit der Patientin" entschieden werden muss.[1] Die Schwierigkeit dürfte vor allem ethisch zu verstehen sein.

Noch problematischer unter ethischem und medizinischem Aspekt dürfte die *Reduktion einer höhergradigen Mehrlingsschwangerschaft* („multifetal pregnancy reduction", MFPR) sein.

Hintergrund dafür bildet die Tatsache, dass durch den Einsatz assistierter Reproduktionsmethoden (zur Behandlung kinderloser Ehepaare mit dringendem Kinderwunsch) die Rate an Zwillingen und höhergradigen Mehrlingen (mehr als drei Feten) weltweit deutlich angestiegen ist. Hinzu kommt, dass mit zunehmender Anzahl der Feten ein Anstieg der maternalen und fetalen Morbidität verbunden ist (unter anderem Fehlgeburt, vorzeitige Wehentätigkeit, vorzeitiger Blasensprung, Frühgeburt vor 29. Schwangerschaftswoche, frühgeburtsassoziierte Komplikationen wie Risiko für Hirnblutungen III. oder IV. Grades). Bei mehr als drei Feten sind die medizinischen Vorteile einer Reduktion allgemein anerkannt, während bei Drillingen und Zwillingen die Meinungen auseinandergehen. Unter juristischem Aspekt entspricht die Mehrlingsreduktion einem partiellen Schwangerschaftsabbruch. Der Zeitpunkt zur Reduktion sollte nach der 12. SSW liegen, um eine gegebenenfalls spontane Reduktion abzuwarten. Der Arzt muss unter Ultraschallsicht 2–3 ml Kaliumchlorid in das fetale Herz applizieren, bis es zum Herzstillstand kommt. Diesem Eingriff vorausgehen müssen eine sichere Beurteilung von Chorionizität, fetaler Nackentransparenz und fetaler Anatomie, Abwägen zwischen Exspektation und Reduktion sowie psychosoziale Beratung (paradoxe Situation bezüglich Kinderwunsch).[2] Zumindest die Reduktion bei Zwillingen, ohne dass mit dem Austragen der Geminischwangerschaft eine gesundheitliche Gefährdung der Mutter der Zwillinge verbunden ist, muss als schwierige Entscheidung gelten.

4.1.3 Erwartung bei bedingtem Entscheidungsvermögen

Das *Entscheidungsvermögen* des Patienten kann durch umfassende ärztliche Aufklärung mit Erreichen des „informed consent" (informierte Einwilligung, qualifizierte Zustimmung) unterstützt werden.

Im Folgenden wird die Frage beantwortet, wozu der einzelne Mensch selbst keine Entscheidung treffen kann.

---

[1] Schmid P, Possinger K, Chemotherapie des metastasierten Mammakarzinoms. Senologie 2007; 4: 35–42.

[2] Geipel A, Gembruch U, Berg C, Mehrlingsreduktion. In: Reproduktionsmedizin, hrsg. v. Dietrich, Ludwig, Griesinger. Springer 2013, 340–343.

Hierzu wäre zunächst der Beginn (Geburt) und das nicht gewollte Ende seines Lebens zu nennen. Des Weiteren kann der Mensch nicht über seine biologische und soziale Herkunft sowie seine Nationalität entscheiden. Der Mensch hat kein Entscheidungsvermögen über gegebenenfalls bei ihm vorhandene genetisch bedingte Störungen, angeborene Fehlbildungen und Veranlagungen sowie seinen Geburtsmodus und seine frühkindliche Aufzucht. Nur ein *bedingtes Entscheidungsvermögen* hat der einzelne Mensch gegenüber dem Befall mit einer Krankheit oder seiner Exposition gegenüber schädigenden Umwelteinflüssen.

Bislang konnte ein Mensch in Deutschland nicht über seine Geschlechtszuordnung entscheiden. Dies hat sich jedoch seit 1. November 2024 durch das „Gesetz über die Selbstbestimmung in Bezug auf den Geschlechtseintrag" geändert, sodass nun eine transgeschlechtliche, intergeschlechtliche oder nichtbinäre Person, frühestens ab einem Alter von 14 Jahren, selbst über ihr Geschlecht entscheiden und entsprechend im Personenstandsregister eintragen lassen kann.

Grundvoraussetzung für eine positiv geprägte Beziehung zwischen Arzt und Patient ist eine gelungene *Kommunikation*. Darüber hinaus erscheint als wichtig, dass sich Arzt und Patient der mit ihrer Rolle verknüpften Erwartungen bewusst sind.

Der Patient sucht in der Regel den Arzt seines Vertrauens. Hat er ihn gefunden, so wird er diesen nur schwerlich wieder verlassen. Der Aufbau von Vertrauen beim Patienten erfolgt primär durch soziale Kompetenz (Zuwendung) und sekundär durch Fachkompetenz des Arztes (*Cuddy*). Darüber hinaus kann sich der Einbezug des Patienten in die Entscheidungsfindung als vertrauensbildend erweisen. Hierbei erwartet der Patient das Vermitteln entscheidungsrelevanter wichtiger Fakten und Überlegungen in verständlicher Sprache. Die Erwartung bezieht sich auch darauf zu erfahren, welche Ursache einer gegebenenfalls vorliegenden Erkrankung oder Befundabweichung zugrunde liegt und welche Prognose sich bei dieser ergibt. Bezüglich Verursachung und Prognose kann die Unterscheidung von Entstehungs- Existenz- und Entwicklungsursachen hilfreich sein (siehe oben). Entstehungsursachen können bereits nicht mehr und Entwicklungsursachen noch nicht oder schon wirksam sein.

Der Patient sollte erwarten dürfen, dass seine Individualität hinreichend berücksichtigt wird (personalisierte Medizin).

Für das *erwartbare Auftreten* (Inzidenz) von Erkrankungen oder Komplikationen können Wahrscheinlichkeitsangaben für Arzt und Patient jeweils unterschiedliche Bedeutung haben, insofern bei geringer Wahrscheinlichkeit vonseiten des Patienten möglicherweise das *Betroffensein unterschätzt* wird. Hierzu sei zur Verdeutlichung als Beispiel die BI-RADS-Bewertungskategorie 3 einer Mammografie angeführt, die „wahrscheinlich benigne" bedeutet und deren Karzinomwahrscheinlichkeit bei $> 0\,\%$ bis $\leq 2\,\%$ liegt. Diese Wahrscheinlichkeitsangabe bezieht sich auf ein großes Kollektiv von mammografisch untersuchten Frauen mit Befunden „BI-RADS 3" und entspricht damit einer geringen Wahrscheinlichkeit vorliegender Malignität. Für den in dieser Gruppe seltenen Fall von Malignität wäre jedoch solche Frau dann zu $100\,\%$ betroffen. Um diese jedoch noch rechtzeitig zu identifizieren, wird generell bei BI-RADS 3 die kurzzeitige Mammografiekontrolle in sechs Monaten durchgeführt[3] bzw. können auch zusätzliche bildgebende Verfahren eingesetzt werden.

Nicht zuletzt erwartet der Patient *Transparenz, d. h.* dass Untersuchungsergebnisse, Behandlungsberichte und Entscheidungen ihm gegenüber *offengelegt und interpretiert* werden.

Das Leben eines Menschen, auch des Hochbetagten oder Getöteten, endet stets über eine Erkrankung, die gegebenenfalls extrem kurzzeitig und okkult (verborgen) sein kann.

Die Ursache des sogenannten Alterstods besteht letztlich in der absoluten Inadäquatheit zwischen Störung und Kompensation. Im fortgeschrittenen Lebensalter wird zunehmend das Kompensationsvermögen gegebenenfalls zusätzlich durch Multimorbidität eingeschränkt, sodass schließlich scheinbar „normale" Störungen (Belastungen) zum Tod führen können.

Die natürliche Lebenserwartung des Menschen liegt bei 120–125 Jahren, was zumindest der verlässlichen Dokumentation entspricht. Die mittlere Lebenszeit in unterschiedlichen Gesellschaften liegt derzeit bei 80 Jahren für Frauen und 75 Jahren für Männer. Diese erhebliche Differenz zwischen maximaler und mittlerer Lebenserwartung scheint letztlich auf Mechanismen im Bereich der molekularen und genetischen Alterung (unter anderem Abnahme der immunologisch kompetenten Zellen und Zunahme der autoimmunologischen Prozesse) zurückführbar zu sein.[4] Diese Differenz könnte auch im Zusammenhang mit einem vorzeitig verbrauchten Kompensationspotenzial stehen, bedingt durch nicht individuumsgerechte Lebensweise, unerkannte schädliche Umwelteinwirkungen etc.

Es gibt Hinweise darauf, dass ein hohes Lebensalter im Zusammenhang mit dem Darmmikrobiom steht: In einer Studie haben japanische Wissenschaftler der Kaio University of Medicine (Tokio) bei 160 besonders langlebigen, gesunden Menschen (Durchschnittsalter 107 Jahre) ein spezielles Darmbakterium festgestellt, das vor Adipositas, arterieller Hypertonie, Diabetes und Krebs schützt. Von dem Darmbakterium werden sekundäre Gallensäuren (IsoalloLCA) produziert. Im Vergleich (112 Männer und Frauen zwischen 85 und 89 Jahre sowie Personen im Alter von 21 bis 55 Jahren) bestand bezüglich Quantität des Bakteriums ein deutlicher Unterschied zu jüngeren Menschen. Durch IsoalloLCA wird das Wachstum von Clostridium difficile, das zu Darmentzündung führt, gehemmt. Unklar ist bisher, ob der quantitative Unterschied auf genetische oder ernährungsbedingte (nutritive) Faktoren zurückgeführt werden muss. Möglich erscheint, dass das Darmmikrobiom der Schlüssel für das gesunde Altern ist.[5]

Eine andere, verhaltensbezogene Auffassung (2020), um ein hohes Lebensalter zu erreichen, wird von dem 105 Jahre alten Arzt *Shigeaki Hinohara*, Ehrenpräsident

---

[3] ACR BI-RADS-Atlas der Mammadiagnostik, Springer 2016, 125.

[4] Vömel T, Die Alterungsprozesse der Zelle und seine Genetik. In: Genmedizin, hrsg. v. Raem AM, Braun RW, Fenger H et al, Springer 2000, 124, 125.

[5] Sato Y, Atarashi K, Plichta DR et al, Novel bile acid biosynthetic pattways are anriched in the microbiome of centenariens. Nature 2021 Jul 29.

des St. Luke's International Hospital in Tokio, vertreten, der mit seinen Ratschlägen[6] maßgeblich dazu beigetragen haben soll, dass in Japan die Menschen am ältesten werden (Lebenserwartung 2015 Frauen etwa 87, Männer etwa 81 Jahre). Diese Empfehlungen entsprechen dem Störungs-Kompensationskonzept, insofern die relative Dominanz der Kompensation gegenüber Störungen erstrebt wird.

Empfehlungen des Arztes Shigeaki Hinohara zum Erreichen eines hohen aktiven Alters

- Als erstes empfiehlt er, so lange als möglich und engagiert tätig zu sein.

Weitere Ratschläge von ihm für ein gesundes langes Leben sind:

- Mehr Spaß haben und sich weniger Sorgen machen.
- Kein Übergewicht haben.
- Nur wirklich notwendige Tests oder Eingriffe durchführen lassen, gegebenenfalls Musik- und Tiertherapie anwenden.
- Immer die Treppe nehmen und eigene Sachen selbst tragen.

Die Erwartung des Patienten basiert auf dessen *bedingtem Entscheidungsvermögen*, insofern dieses einer kompetenzgemäßen Asymmetrie unterliegt, die im partizipativen Entscheidungsmodell vermindert, jedoch kaum aufgehoben werden kann. Selbst der kritisch eingestellte Arztpatient wird sich den Argumenten des erfahrenen Fachexperten nicht verschließen können.

4.1.4 Entscheidung bei bedingter Erwartung

Die Bedingtheit der Erwartung besteht darin, dass sich der Patient für eine Behandlungsmaßnahme entscheidet, obwohl er das *tatsächliche* Ergebnis seiner Entscheidung im Voraus nicht kennt. Nach entsprechender ärztlicher Aufklärung verfügt der Patient nur über eine Kenntnis des beabsichtigten Ergebnisses, auf der seine Erwartung basiert. Die Bedingtheit der Erwartung kommt in den Aufklärungsbögen unter anderem zu vorgesehenen Operationen zum Ausdruck, insofern diese eine Reihe von Risiken und Komplikationen enthalten, die auch bei sorgfältigem ärztlichem Vorgehen nicht vermeidbar sind. Dies resultiert letztlich aus der Spezifik des Organismus als komplexes, nichtlineares System, das sich nur näherungsweise prognostizieren lässt. Der unter juristischer Beratung erstellte Standard-Aufklärungsbogen enthält am Ende die durch Unterschrift zu leistende Einwilligung zur entsprechenden Operation unter Akzeptanz aufklärungsgemäßer Risiken und Komplikationen sowie gegebenenfalls eingeschränkter Erfolgsaussichten. Das ist alles korrekt so, jedoch zeigt dies die bedingte Erwartung bei der Entscheidung des Patienten.

---

[6] https://www.businessinsider.de/leben/arzt-aus-japan-verraet-geheimnis-fuer-langes-leben.

4.1.5 Emotionen bei Entscheidung und Erwartung

Emotionen haben einen erheblichen Einfluss auf Entscheidungen, sowohl aufseiten des Arztes als auch des Patienten.

So können *empathische Ärzte* die Bedürfnisse und Sorgen des Patienten besser verstehen, was zu individuelleren Entscheidungen führt. Allerdings könnte ein *Übermaß an Mitgefühl* objektive Entscheidungen beeinträchtigen, indem z. B. vom Arzt versucht wird, den Patienten unbedingt zu beruhigen, anstatt notwendige, gegebenenfalls belastende Maßnahmen zu ergreifen.

Gefühle wie *Stress oder Burn-out* können zu verminderter Entscheidungsqualität des Arztes führen, d. h. gegebenenfalls erfolgt routinegestützte anstelle aufwendigerer individualisierter Behandlung.

Unsicherheiten können bevorzugt defensive Entscheidungen zur Folge haben, um durch unnötige Überweisung zu Spezialisten oder unnötige Diagnostik Risiken zu minimieren. Andererseits kann *übermäßiges Selbstvertrauen* Grund dafür sein, das potenzielle Risiken unterschätzt werden.

Sympathie kann dazu führen, dass der Arzt zusätzliche Anstrengungen unternimmt. Bei Antipathie ist möglich, dass sich der Arzt aufgrund negativer Vorurteile weniger geduldig oder nachlässig in seinen Entscheidungen verhält.

Patienten können aus *Angst und Sorge* vorschnelle Entscheidungen treffen (z. B. Operation anstatt konservativer Therapie), weil sie schnelle Lösungen bevorzugen, oder sie können notwendige Behandlungen aus *Angst vor Nebenwirkungen* ablehnen.

Positive Gefühle wie *Hoffnung und Optimismus* fördern die Bereitschaft, empfohlene Behandlungen anzunehmen und können die *Adhärenz* steigern. Durch *übertriebenen Optimismus* können jedoch vom Patienten Risiken unterschätzt oder alternative Behandlungsoptionen ignoriert werden.

Ein *hohes Vertrauen* in den Arzt kann die Akzeptanz von Therapieempfehlungen fördern, während durch *Misstrauen oder frühere negative Erfahrungen* Empfehlungen hinterfragt oder abgelehnt werden können. Gefühle wie *Verzweiflung und Unsicherheit* können den Patienten inaktiv werden lassen, sodass er Entscheidungen an den Arzt delegiert.

Die *Interaktion zwischen den Gefühlen von Arzt und Patient* bedeutet, dass die Gefühle des einen die Gefühle des anderen beeinflussen. So kann ein gestresster Arzt oder ein ängstlicher Patient eine *negative emotionale Spirale* auslösen, welche die Entscheidungsqualität mindert. Positive Gefühle und Vertrauen schaffen eine *kooperative Atmosphäre*, in der bessere Entscheidungen getroffen werden können.

Problematische Interaktionsmuster zwischen Arzt und Patient:

- Bei der sogenannten *iatrogenen Fixierung*, fühlt sich der Patient durch das Verhalten des Arztes in seiner Vermutung bestätigt, wirklich körperlich erkrankt zu sein.
- Im Fall von *Reaktanz* wird vom Patienten Widerstand gegen ärztliche Maßnahmen aufgebaut, aufgrund des Gefühls, im Handlungsspielraum eingeschränkt zu werden.

Amy Cuddy, Sozialpsychologin, Professorin an der Harvard Business School, entdeckte, wie der erste Eindruck entsteht: Es ist die blitzschnelle Antwort auf zwei
Fragen, die sich dein Gegenüber (der Patient) bei einem ersten Treffen mit dir stellt:

- „Kann ich dieser Person vertrauen?"
- „Kann ich diese Person respektieren?"

Unter Person sei hier Arzt gemeint.

Aus psychologischer Sicht wird damit die Person im Hinblick auf Wärme (soziales Verhalten) und Kompetenz beurteilt. Nach *Cuddy* glauben Menschen, dass Fachkompetenz die wichtigere Rolle spiele, sie komme aber erst ins Spiel, *wenn es schon
eine Vertrauensbasis gibt.*[7]

Für den Arzt mag diese Erkenntnis aufschlussgebend bezüglich der Bedeutung
emotionaler Kompetenz im Kontext mit Fachkompetenz zur Vertrauensbildung bei
seinen Patienten sein. Gleichzeitig wird der in der täglichen Routine tätige Arzt wissen, welche zeitlichen Grenzen ihm dafür objektiv gesetzt sind.

Geduld und Ungeduld bei Entscheidung und Erwartung:

- Geduld des Arztes gegenüber dem Patienten ist grundsätzlich zu wahren.
- Berechtigte Geduld des Arztes und des Patienten beim kontrolliert-
  abwartenden Entscheiden.
- Berechtigte Ungeduld auf ärztlicher Seite, wenn in akuten Situationen ra-
  sches Entscheiden, Handeln und dessen Wirksamkeit erforderlich ist.
- Unberechtigte Ungeduld auf Patientenseite, wenn die Wirkung bzw. das
  Ergebnis einer medizinischen Maßnahme Abwarten erfordert.

4.2   Entscheidungserfordernis und Entscheidungsfindung

4.2.1   Wille und Entscheidung

Jede empfohlene ärztliche Behandlungsmaßnahme erfordert letztlich die Entschei-
dung des Patienten, ob und inwieweit er bereit ist, dieser zu folgen (Compliance).
Entscheidungen können sich hierzu im Spektrum von Akzeptanz, über Rückzug und
Verdrängung bis Ablehnung bewegen.

Im Zusammenhang mit dem Vorgang des „informed consent" (informierte Einwilligung) „sind die Autonomie und die kognitiven und emotionellen Vor-

---

[7] Cuddy A, Presence. Orion Spring 2023; https://www.businessinsider.de/wissenschaft/menschen-
bewerten-euch-anhand-dieser-zwei-kriterien.

bedingungen für die autonome Entscheidung fast nie vorgegeben, sondern müssen aktiv in der Arzt-Patient-Beziehung hergestellt und erarbeitet werden".[8]

Unter Wille soll das Vermögen des Menschen, bewusst und absichtlich Ziele zu setzen, zu verfolgen und danach zu handeln, verstanden werden.[9] *Willensfreiheit* bedeutet, dass kein äußerer oder innerer Zwang für das Handeln des Patienten besteht, für das er sich selbstbestimmt entschieden hat.[10]

Aus philosophischer Sicht werden Bedenken gegen den Willensbegriff geäußert, „da er die Vorstellung einer verursachenden getrennten Substanz hinter unseren Handlungen suggeriert". Das Wollen ist „eine Art Disposition, die unsere Handlungen begleitet", sodass diese zutreffend als gewollt und ungewollt, freiwillig und unfreiwillig zu bezeichnen sind. Die Selbstbestimmung im Handeln beschränkt sich normalerweise auf ein implizites Einverständnis und passiv geleistete Zustimmung und hat nur unter besonderen Umständen die Form bewusster Überlegung und Zielsetzung. Letzteres dürfte jedoch überwiegend bei patientenseitigen Entscheidungen bezüglich medizinischer Maßnahmen der Fall sein.[11]

Dem Willen des Patienten soll von ärztlicher Seite weitgehend gefolgt werden, außer wenn der Wille des Patienten in nicht mehr verantwortbarer Weise gegen ärztliche Standards oder gesetzliche Vorgaben verstößt. Als Beispiele seien genannt patientenseitiges Ablehnen einer dringend notwendigen Krankenhausbehandlung oder Töten auf Verlangen bei unheilbarer schwerer Erkrankung.

Auf der Kompensationsseite spielt der Wille des Patienten beim Überwinden einer Erkrankung eine wichtige Rolle.

Beim nicht einwilligungsfähigen Patienten, z. B. Notfall, ist von dessen mutmaßlichem Willen ausgehend zu entscheiden.

Der Patient erklärt seine Einwilligung in die vorgesehene Behandlungsmaßnahme mit seiner Unterschrift nach schriftlicher und mündlicher (Arzt-Patient-Gespräch) Aufklärung. Ein unverzichtbares Aufklärungserfordernis besteht vor allem bei Operationen, Strahlentherapie, Chemotherapie und Genanalysen. Der *Einwilligungsentscheid* ist das Ergebnis des Abwägeprozesses zwischen den Gründen für und gegen die vorgeschlagene Maßnahme. Ergibt sich beim Abwägen ein Für-Wider-Gleichgewicht, so ist keine Entscheidung möglich. In der Praxis wird es wahrscheinlich immer ein motivationales Minimum geben, um letztlich das Gleichgewicht nach einer Seite zu verlagern und damit eine Entscheidung herbeizuführen.

Dem Patienten gegenüber kann bezüglich einer Erwartung die ordnungsgemäße Durchführung der Maßnahme, nicht aber deren Erfolg garantiert werden. Eine gewisse Übertragung von Mitverantwortung auf den Patienten besteht in der Kenntnisgabe von zu akzeptierenden Risiken und Komplikationen einer geplanten Behandlung. Der Patient dürfte wohl vor allem in der Erwartung auf Erfolgseintritt und Hoffnung auf Ausbleiben von Komplikationen einwilligen.

---

[8] Langer M, Ethische Probleme in der Geburtshilfe. Die Geburtshilfe. 4. Aufl. 2011, 1171.

[9] Ulfig A, Lexikon der philosophischen Begriffe. Fourier 1999, 480.

[10] Ulfig A, a. a. O., 481.

[11] Schöpf A, Wille. In: Handbuch philosophischer Grundbegriffe, hrsg. v. Krings, Baumgartner, Wild. Kösel 1973, 1702–22.

Pollmächer hat eine „pragmatische" Definition des freien Willens gegeben[12]:

„Der Wille ist dann als frei zu bezeichnen, wenn die Entscheidung

- auf der Reflexion eigener Wünsche und Bestrebungen beruht, die zueinander in Beziehung gesetzt und ggf. hierarchisiert werden, und wenn
- ohne äußeren oder inneren Zwang entschieden wird."

Genau besehen, entscheidet der Patient nicht gänzlich ohne inneren Zwang, insofern die empfohlene Behandlungsmaßnahme Voraussetzung für dessen Wiedergesundung, gegebenenfalls Vermeidung eines Fortschreitens der Erkrankung bzw. tödlichen Verlaufs darstellt. Auch äußere Zwänge können eine Rolle spielen, z. B. die existenziell notwendige Wiederherstellung der Arbeitsfähigkeit des Patienten. Natürlich steht es dem Patienten zu, eine unumgängliche Behandlungsempfehlung des Arztes zu negieren, jedoch kann sich darin neben freier Entscheidung gegebenenfalls auch Unvernunft widerspiegeln. Wenn der Patient eine Behandlungsempfehlung infrage stellt, so steht ihm frei, eine *Zweitmeinung* bei einem anderen Arzt einzuholen.

Im Grunde dürfte es darum gehen, dass die Behandlungsempfehlung im Prozess des „informed consent" (informierte Einwilligung) zum *Behandlungswunsch* des Patienten mit allem Für und Wider transformiert wird.

4.2.2 Sicherheitsstreben

Sowohl vom Patienten als auch vom Arzt wird Sicherheit in der Behandlung angestrebt. Dies kann sich zum einen auf die sichere bzw. hinreichend abgesicherte Diagnose und zum anderen auf die standardgemäß erfolgsgesicherte Behandlung beziehen. A priori nicht sicher auszuschließen ist, dass es im Zuge der diagnostischen bzw. therapeutischen oder prophylaktischen Maßnahmen gegebnenenfalls zu schweren Komplikationen kommen kann. Das heißt, dass angestrebte Sicherheit mit nicht auszuschließender Unsicherheit verbunden sein kann (Beispiel: bedrohliche Nachblutung nach Vorsorgekoloskopie). Im Fall des Beispiels wird Sicherheitsstreben durch Unsicherheit relativiert.

Der Patient kann eine *qualifizierten Zweitmeinung* bei alternativen und/oder stark risikobelasteten Entscheidungen (z. B. Spondylodese oder Bandscheibenendoprothese) oder bestehenden Zweifeln an getroffenen Entscheidungen einholen. „Zweitmeiner" benötigen eine bestimmte Qualifikation entsprechend der Richtlinie des Gemeinsamen Bundesausschusses v. 2018.

Befürchtungen können sich aufgrund der bei Aufklärung zu benennenden Risiken und Komplikationen ergeben, die vom Patienten akzeptiert werden müssen, sofern dieser in die empfohlene ärztliche Maßnahme einwilligt. Der Patient ist der primär Betroffene, falls trotz sorgfältigen Vorgehens eine Komplikation eintritt. Aller-

---

[12] Pollmächer T, Der freie Wille des Patienten – medizinische Aspekte. Potsdam 23.1.2020, www.medizinrechtstage-potsdam.de.

dings sind dem Patienten im Vorfeld alternative und/oder risikovermindernde Maßnahmen aufzuzeigen. Ungeachtet dessen bleibt eine bestimmte eingriffsimmanente Ungewissheit über den Ausgang unbestreitbar. Als wichtiges Argument hierzu: Ein Operateur ist nicht nur befähigt, einen Eingriff standardgemäß durchzuführen, sondern auch gleichermaßen versiert, auf Risiken bzw. Komplikationen wirksam zu reagieren.

So kann z. B. bei einem Zustand nach Brustentfernung (Mastektomie) zur Brustrekonstruktion mit Eigengewebe die *muskelgestielte* oder *freie mikrovaskuläre* Hebung des Unterbauchhautfettlappens erfolgen. Bei Nikotinabusus wäre zur Risikominderung (Lappendurchblutungsstörung) die vorgeschaltete Delay-Operation[13] und der Nikotinverzicht zu empfehlen. Dem Operationsgang zufolge ist die *aufwendigere* mikrochirurgische Lappenplastik mit einer deutlich geringeren Rate an postoperativen Bauchwandbrüchen und meist besseren brustästhetischen Ergebnissen verbunden.

Die Entscheidung zur Delay-Operation ist ein Beispiel dafür, wie ein erkennbares Risiko durch ärztliches Handeln vermindert oder neutralisiert werden kann. Gleiches gilt für die perioperative Antibiotikaprophylaxe.

Befürchtungen können auch aufseiten der engeren Familie bzw. des Partners auftreten, sodass der Patient gegebenenfalls dadurch noch zusätzlich in seiner Entscheidungsfindung verunsichert wird. In solch erkennbarer Situation erscheint es sinnvoll, eine vom Patienten benannte enge Bezugsperson in das Aufklärungsprocedere einzubeziehen.

4.2.3 Partizipative, paternalistische und autonome Entscheidungsfindung

Die Entscheidungsfindung *des Patienten* beruht auf ärztlicher Information und Aufklärung. Dem Patienten stehen zur Entscheidungsfindung auch die AWMF-Leitlinien und Erfahrungen betroffener Patienten über das Internet zur Verfügung. Vor plastisch-chirurgischen Operationen kann auch die Kontaktnahme zu bereits operierten Patienten (deren Bereitschaft vorausgesetzt) hilfreich für die Entscheidungsfindung sein.

Der Arzt erkundet, welche Entscheidungsform ein bestimmter Patient wünscht, um danach zu verfahren.

Die partizipative Entscheidungsfindung („shared decision making") besteht darin, dass Arzt und Patient gemeinsam über die Behandlung entscheiden. „Die Einbeziehung des Patienten setzt dabei voraus, dass dieser so aufgeklärt und informiert wurde, dass er sich tatsächlich an der Entscheidung beteiligen kann."[14] Es sollten dafür unter anderem evidenzbasierte, patientenorientierte Entscheidungs-

---

[13] Unterbinden der von unten in den geraden Bauchmuskel einmündenden dominanten Blutgefäße (Vasa epigastrica inferior), sodass über die von oben in den geraden Bauchmuskel eintretenden Gefäße (Vasa epigastrica superior) Kollateralen ausgebildet werden.

[14] Jansen C, Der Medizinische Standard. Springer 2019, 33.

hilfen (Patientenleitlinien) vorhanden sein. Die Grenzen der Partizipation ergeben sich, insofern kein Ausgleich unterschiedlicher Zugänge zum Beteiligungsprozess vorliegt.

Der Einbezug des Patienten in die Entscheidungsfindung kann als Ausdruck einer *liberalen Medizin* gelten. Hierbei wird ärztlicherseits sichergestellt, dass

- der Patient alle relevanten Informationen zu Diagnose, Behandlungsoptionen und Risiken erhält und versteht (informierter Patient),
- der Patient das Recht hat, über seine medizinische Versorgung zu entscheiden, auch wenn dessen Entscheidung von der ärztlichen Empfehlung abweicht (Respekt vor Autonomie des Patienten) und
- die Entscheidung im Dialog gemeinsam getroffen wird, wobei der Arzt als Berater agiert und der Patient seine Vorstellungen und Wünsche einbringt (gemeinsame Verantwortung).

Die Herausforderungen dabei sind, dass mehr an Zeit und Kommunikationsfähigkeit vom Arzt benötigt wird und sich ein Patient gegebenenfalls von der Mitverantwortung überfordert fühlen kann.

Bei der partizipativen Entscheidung ist der „informed consent" (informierte Einwilligung) von größter Bedeutung. Hierbei erhält der Patient vom Arzt alle relevanten Informationen, um mitentscheiden zu können. Zu diesen gehören: Grund (Indiziertheit), Risiken und Chancen (Abwägung) sowie Alternativen der empfohlenen Maßnahme, genaue, verständliche Beschreibung der Maßnahme, Unsicherheiten im Wissen zu deren Erfolg im speziellen Fall des Patienten, gegebenenfalls erfolgsunterstützendes patientenseitiges Verhalten, Nachhaltigkeit der Maßnahme. Auf Basis der umfassenden Information entscheidet dann der Patient.

Die *partizipative* Entscheidung nimmt eine Mittelstellung zwischen paternalistischer und autonomer Entscheidungsfindung ein, insofern sich Arzt und Patient gemeinsam in den Entscheidungsprozess einbringen. Dabei muss der Arzt dem Patienten das Gefühl vermitteln, dass dessen Sichtweise interessiert, wichtig ist. Des Weiteren muss der Arzt die Behandlungspräferenzen seines Patienten erkunden und diesen über die Behandlungsoptionen mit jeweiligen Risiken und Nutzen neutral und verständlich informieren. Schließlich muss der Arzt seine Behandlungspräferenzen mit denen des Patienten abgleichen, ohne dabei seine Vorstellungen dem Patienten aufzudrängen. Der Patient gibt dem Arzt Informationen über seine Lebensumstände, seinen sozialen Kontext sowie seine Hoffnungen und Befürchtungen. Letztlich sind beide Seiten bereit, der Behandlungsoption zuzustimmen und dafür Verantwortung zu übernehmen.[15]

Eine Gruppe von Patienten möchte sich nicht an der Entscheidungsfindung beteiligen, vertraut uneingeschränkt auf die ärztliche Kompetenz in der Entscheidungsfindung („doctor knows best"), hält sich gegebenenfalls nicht für ausreichend kompetent, an der Entscheidungsfindung mitzuwirken (paternalistische Entscheidungs-

---

[15] Klemperer D.: Entscheidung über Therapie muss gemeinsam getroffen werden. Deutsches Ärzteblatt, Jg 100, H 12. 2003, A7534–A755.

findung). Aufseiten des Patienten kann auch eine *Entscheidungsüberforderung* in der Weise vorliegen, dass Gefühle wie Verzweiflung und Unsicherheit Patienten lähmen können, sodass sie Entscheidungen an den Arzt delegieren oder sich passiv verhalten. Es ist zu akzeptieren, wenn sich der Patient vor einer Behandlung nicht mit Entscheidungsfragen befassen will. Unter diesem Aspekt wird in standardisierten Aufklärungsbögen dem Patienten eingeräumt, eine Aufklärung à priori abzulehnen.

Eine weitere Gruppe von Patienten folgt der selbstbestimmten (autonomen) Entscheidungsfindung. Hierzu gehören z. B. Entscheidungen von Frauen, die ihr Kind durch sogenannten Wunsch-Kaiserschnitt und nicht auf natürlichem Weg gebären wollen. Sie stützen ihre Entscheidung auf das dadurch mögliche Vermeiden von Risiken einer vaginalen Geburt für das Kind und für sich selbst.[16] Ein weiteres Beispiel ist die autonome Entscheidungsfindung der Frau bis zur 12. Schwangerschaftswoche zum Austragen einer Schwangerschaft.

Einer *vom Patienten vorbestimmten autonomen Entscheidungsfindung* entspricht das Vorgehen beim Wachkoma sowie Organspende oder begleitetes Sterben.

Autonome Entscheidungen werden *ausschließlich vom Patienten getroffen, gegebenenfalls auch gegen ärztlichen Rat*. Als Beispiele seien genannt die Hausgeburt bei Risikogeburt, Ablehnung einer notwendigen Krankenhausbehandlung (unter anderem bei Präeklampsie), Verzicht auf Schutzimpfungen.

Im Rahmen des Projekts an der Friedrich-Schiller-Universität Jena „Patienten als Partner – Tumorpatienten und ihr Mitwirken an medizinischen Entscheidungen" wurden final erkrankte Tumorpatienten, Thüringer Hausärzte sowie in einer repräsentativen Stichprobe die Thüringer und die niedersächsische Bevölkerung befragt. Ein Drittel der befragten Tumorpatienten wollte über die Behandlungsmaßnahmen allein den Arzt entscheiden lassen. Jeder zweite Befragte – unabhängig ob final erkrankt, gesund oder ärztlich tätig – wünschte eine gemeinsame Entscheidungsfindung zur Behandlung. Im Vergleich mit der repräsentativen Bevölkerungsumfrage wird von Tumorpatienten dreimal so häufig angegeben, die Behandlungsentscheidung dem Arzt zu überlassen. „Individuelle Partizipationswünsche können nur in einem ausführlichen Arzt-Patient-Gespräch ermittelt werden."[17]

Die Entscheidungsfindung „umfasst die Phasen Diagnose, Zielsetzung, Problemdefinition, Informationsbeschaffung und -auswertung, Suche nach Handlungsalternativen, Antizipation erwünschter und unerwünschter Folgen, Prognose der Konsequenzen hieraus, Handhabung der Prognoseunsicherheit, Bewertung und Vergleich von Entscheidungsalternativen, Umsetzung der Entscheidung und Umsetzungskontrolle".[18]

„Die Indikation zur Operation ist das Ergebnis einer sorgfältigen ärztlichen Entscheidung. Diese basiert auf einem Abwägen von Risiken und Nutzen des chirurgischen Eingriffs unter Berücksichtigung therapeutischer Alternativen und des zu er-

---

[16] Albrich S, Baessler K, Fink T, Avulsion nach vaginaler Geburt. Dtsch Ärztebl Jg 121, H 23, 15. Nov. 2024.

[17] Steinbach K, Wer entscheidet? – Tumorpatienten sprechen sich mehr als andere Befragte für die Behandlungsentscheidung durch den Arzt aus. Dtsch Ärztebl, Jg 101, H 41, 2004, A2741.

[18] https://de.wikipedia.org/wiki/ Entscheidung, 26.6.2020.

wartenden Spontanverlaufs der jeweiligen Erkrankung."[19] Die Entscheidungsfindung für einen operativen Eingriff ist ein komplexer Prozess, der im Spannungsfeld von Befinden und Belastbarkeit des Patienten, konservativen oder operativen Behandlungsalternativen, Akzeptanz von Risiken und möglichen Komplikationen sowie des letztlich nicht garantierbaren Erfolgs der Operation liegt.

Ärztliche Entscheidungen und Erwartungen basieren objektiv auf in bestimmter Weise eingeschränktem Wissen. Die Einschränkung resultiert aus dem Informationsdefizit bezüglich Komplexität und nichtlinearer Dynamik des Organismus sowie begrenzter Erfassbarkeit der Individualität organismischer Prozesse und der Ganzheit.

Entscheidungen bei unvollkommener Information (Informationsgrad unter 100 %) gelten als Regelfall, da in der Realität über Künftiges meist unvollkommene Informationen vorliegen.[20]

Die *Entscheidungsfähigkeit* des Arztes gründet auf ständiger Weiterbildung und dem Sammeln von Erfahrungen.

Der Arzt trifft Entscheidungen für Gesunderhaltung bzw. Krankheitsbewältigung seines Patienten und erwartet dabei, dass diese Zielstellung erreicht wird. Die gleiche Erwartung besteht aufseiten des Patienten, von dem der Arzt darüber hinaus im Zuge des „informed consent" die Akzeptanz seiner Entscheidung erwartet. Im Zweifelsfall kann der Patient eine Zweitmeinung einholen. Nach einer Untersuchung von *Geraedts* und *Kruska* dominieren beim Wunsch nach Zweitmeinung Krebserkrankungen. Durch Einholen einer Zweitmeinung kam es überwiegend (in 72 %) zu einer Änderung der Entscheidung in Bezug zur Erstmeinung.[21]

Nondirektive Gesprächsführung: „Ärzte werden in der Zukunft immer häufiger von ihren Patientinnen auf eine mögliche *Gendiagnostik* angesprochen werden. Dabei sollte sich der Arzt bewusst sein, dass Kommunikation niemals neutral sein kann, der Arzt demnach, egal wie er sich äußern wird, eine Empfehlung in die eine oder andere Richtung geben wird und dieser Rat von vielen Patientinnen befolgt wird. Bei der Thematik der prädiktiven Gendiagnostik wird daher aufgrund der Komplexität einer Nutzen-Risiko-Abwägung für die einzelne Risikopatientin eine nondirektive Gesprächsführung empfohlen."[22]

Ähnlich verhält es sich mit der sogenannten *neutralen Beratung.* Die Forderung der Neutralität soll verhindern, dass eine vom aufklärenden Arzt bevorzugte Technik gegenüber der Patientin favorisiert wird. In einem Standardwerk zur Brustchirurgie heißt es beispielsweise: „Das Unvermögen, eine freie Lappenplastik zu operieren, ist keine Indikation für eine gestielte Lappenplastik."[23]

[19] Menke H u. Koslowski L, Indikation und Kontraindikation des operativen Eingriffs. In: Die Chirurgie, hrsg. v. Koslowski, Bushe, Junginger, Schwemmle. Schattauer 1999, 9.

[20] https://de.wikipedia.org/wiki/Entscheidung, 26.6.2020.

[21] Geraedts M, Kruska R, Zweitmeinungen: Inanspruchnahme und Nachfrage aus Sicht der Bevölkerung. gesundheitsmonitor 01/2016.

[22] Nestle-Krämling C, Böttcher B, Holinski-Feder E, Meindl A, Untch M, Vodermaier A, Hereditäres Mammakarzinom. In: Manual Mammakarzinome. München 2001, 51.

[23] Fansa H, Heitmann C: Brustchirurgie. Springer2018, 175.

Die *Erfüllbarkeit* **der Erwartung** zum Zeitpunkt der Entscheidung *vorausschauend* festzustellen, ist abhängig von der jeweiligen Gesamtsituation des zu behandelnden Patienten. So kann die vitalbedrohliche Blutung einer wegen Eileiterschwangerschaft rupturierten Tube in die Bauchhöhle durch operativen Eingriff sicher gestoppt werden, allerdings muss dies unverzüglich erfolgen.

Die Erfahrung lehrt, wie Erwartungen durch welche Entscheidungen erfüllbar, bedingt erfüllbar oder nicht erfüllbar waren.

Die Erfüllbarkeit patientenseitiger Erwartungen kann nicht selten durch die Diskrepanz zwischen Wunsch des Patienten und medizinischer, rechtlicher oder ethischer Realisierbarkeit begrenzt sein. Diese *Grenzen* sind im Arzt-Patient-Gespräch zu vermitteln, wobei einerseits die Autonomie des Patienten zu wahren und andererseits eine evidenz- und benefizienzbasierte Vorgehensweise anzustreben ist.

Je tiefer die Wissenschaft in den organismischen Mikrokosmos vordringt, desto komplexer wird das Wirkgefüge und umso schwieriger gestaltet sich die *ganzheitliche* Reintegration. In der Rückführung auf das Ganze liegt das Wahre – „Das Wahre ist das Ganze."[24] Beispielsweise blieb die Expression eines transferierten Gens ohne Veränderung der Symptomatik einer Krankheit.[25]

Die *Ganzheit* des Organismus besteht in der *dynamischen Balance von Störung und Kompensation*, auf die durch ärztliches Entscheiden und Handeln Einfluss genommen wird und die ihren integrativen Ausdruck in der Lebensqualität des Patienten findet.

4.2.4 Risikobereitschaft in der Entscheidungsfindung

Vom *risikofreudigen* Entscheider werden Erfolge bzw. Vorzüge überproportional hoch und Misserfolge bzw. Nachteile unterproportional gering bewertet; dagegen bewertet der *risikoaverse* Entscheider Misserfolge bzw. Nachteile überproportional hoch und Erfolge bzw. Vorzüge unterproportional gering.

Die Akzeptanz von Risiken und Nebenwirkungen steht vor allem im Zusammenhang mit der Notwendigkeit (medizinische Indiziertheit) diagnostischer oder therapeutischer Maßnahmen. Dies insbesondere, wenn es sich um das Verhindern oder Aufhalten einer ansonsten gravierend oder tödlich verlaufenden Erkrankung handelt. Bekanntlich muss der mündige, ansprechbare, voll orientierte Patient vor einer geplanten Operation und Narkose, Chemo- oder Strahlentherapie sowie Genanalyse abschließend im Aufklärungsbogen die Einwilligung mit seiner Unterschrift erklären. Entsprechendes gilt auch für bestimmte diagnostische Untersuchungen unter Einsatz von Kontrastmitteln, Röntgenstrahlung oder Narkose. Mit der Einwilligungserklärung entscheidet der Patient, dass die jeweilige Maßnahme bei ihm

---

[24] Hegel GWF, Phänomenologie des Geistes. Akademie-Verlag Berlin 1967, 21.

[25] Rüger R, Seeber S, Methoden der Genübertragung. In: Grundlagen der Molekularen Medizin, hrsg. v. Ganten D, Ruckpaul K, Springer 2003, 581.

durchgeführt werden darf. Abhängig von der Dringlichkeit einer Behandlungsmaßnahme wird dem Patienten vom Arzt eine angemessene Bedenkzeit eingeräumt.

Zu den sogenannten *elektiven Eingriffen* gehört die indizierte, zeitlich vom Patienten im Voraus frei wählbare und ausdrücklich von ihm gewünschte (geforderte)
Operation. Die Gründe können Leidensdruck (Beispiel Harninkontinenz), gestörtes
Körperbild (Beispiel Zustand nach Mastektomie) oder spezielles Sicherheitsbedürfnis (Beispiel Wunsch-Kaiserschnitt) sein.

Die Entscheidung für oder gegen einen Wahl(Elektiv)-Eingriff trifft der Patient
selbst nach ausführlicher ärztlicher Beratung.

Patienten, die sich nicht oder erst verspätet für die zeitnah empfohlene Diagnostik oder Therapie entscheiden, können ein erhebliches Risiko eingehen, insofern
eine gegebenenfalls ernsthafte Erkrankung dann erst verspätet erkannt bzw. behandelt wird. Ein solches Entscheidungsverhalten kann im Verdrängen dieses Risikos gründen. *Rückzug* bedeutet, dass der Patient zeitweilig den Arztkontakt bewusst
vermeidet und dabei das zeitlich nicht beliebige Entscheidungserfordernis ignoriert.
Allerdings muss die Willensfreiheit des Patienten unbedingt respektiert werden.

Die ärztliche Zwangsbehandlung ist ein schwerwiegender Eingriff in die Wil-
lensfreiheit und bisher nur als Ausnahmefall nach Gerichtsentscheid aufgrund von
Gutachten stationär im Krankenhaus rechtlich zulässig. Dies soll laut Beschluss des
BVerfG v. 26. November 2024 auch ambulant erlaubt werden, z. B. wenn ein
Demenzkranker die dringende Dialyse (Blutwäsche) in seinem Zuhause erhält.

Zuversicht als positive Erwartungshaltung kann dem Patienten als Bewältigungs-
strategie (Coping) dienen, wenn dieser sich in Anbetracht der Aufklärung über Risiken und Komplikationen der indizierten Behandlung für deren Durchführung entscheidet.

Die *adaptive Copingstrategie* bezieht sich auf ein langfristiges und nachhaltiges
Bewältigungsverhalten. Bei der *maladaptiven Copingstrategie* steht der Ab-
lenkungscharakter im Vordergrund.

Zu den *überindividuellen Bewältigungsstrategien* gehören soziales Zusammen-
wirken (solidarische Hilfe), Sprache zur Bewältigung komplexer Situationen (Hil-
feruf, Bitte, Empfehlung, Kommando, Dank) und Komplexitätsreduktion durch Anpassung der Umwelt an den Menschen.

Die **Entnahme von Organen** und Geweben bei einer verstorbenen Person darf
nur erfolgen, wenn sich diese zu Lebzeiten dazu entschieden hat. Voraussetzung der
Entnahme ist der Nachweis des Hirntods.[26, 27] Am 20.01.2020 wurde im Bundestag
die Widerspruchslösung abgelehnt und die „Erweiterte Zustimmungslösung" angenommen. Letztere beinhaltet, dass eine Person bei jeder Erneuerung des Personal-

---

[26] Vor Erfindung der Herz-Lungen-Maschine (1952) war der irreversible Herz-Kreislauf-Stillstand
Kriterium des Tods, danach die irreversibel erloschene Gesamtfunktion des Großhirns, Kleinhirns
und des Hirnstamms.

[27] Stellungnahme des Wissenschaftlichen Beirats der Bundesärztekammer „Kriterien des Hirntodes". Entscheidungshilfen zur Feststellung des Hirntodes. Dritte Fortschreibung 1997.

ausweises und in regelmäßigen Abständen vom Hausarzt auf das Thema Organspende hinzuweisen ist.

4.3 Erwartungsabgleich und Nachhaltigkeit

4.3.1 Ergebniserwartung

Erwartungsabgleich bezieht sich auf das Ausmaß der Übereinstimmung zwischen entscheidungsgemäß vom Arzt erwarteten Behandlungsergebnis mit dem vom Patienten erwartetem Ergebnis. Mit anderen Worten: Es geht darum, inwieweit bezüglich einer vorgesehenen und/oder erfolgten Behandlung die ärztliche Erwartung mit der patientenseitigen Erwartung übereinstimmt.[28] Unter Behandlung können je nachdem prophylaktische, diagnostische und therapeutische Maßnahmen verstanden werden.

Der Abgleich findet zum einen zwischen der Erwartung des Arztes und der des Patienten und zum anderen zwischen Befund und Beschwerden vor und nach erfolgter Behandlungsmaßnahme statt.

In diesem Zusammenhang ist zwischen patientenrelevanten und klinischen Endpunkten zu unterscheiden. *Patientenrelevante Endpunkte* widerspiegeln, wie ein Patient sich nach Operation oder Behandlung fühlt und lebt. Unter *klinischem Endpunkt* wird das angestrebte Ergebnis einer klinischen Studie, das statistisch analysiert wird, verstanden, um Wirksamkeit und Sicherheit der untersuchten Therapie zu bestimmen.

Beim Erwartungsabgleich diagnostischer Maßnahmen ist zu prüfen, ob und inwieweit Beschwerden, Symptome und Befunde abgeklärt wurden.

Bei brustästhetischen Operationen z. B. wird der Erwartungsabgleich unter den beiden oben genannten Aspekten relativ stringent durchgeführt. Basis dafür bilden Vorabsprachen zu erzielender Brustgröße und -form sowie prä- und postoperative Fotodokumentation. Allerdings kann einwilligungsgemäß keine Garantie für die tatsächliche Erreichbarkeit eines bestimmten Operations- oder Behandlungsresultats gegeben werden. Garantieren kann der Arzt: fachliche Kompetenz und Sorgfalt, Einhaltung von Standards und Dokumentation, Wahl der besten Behandlungsmethode. Nicht garantieren kann der Arzt: Erfolg von Behandlung bzw. Operation, kein Risiko bei Schwierigkeiten, komplikationsloser Heilungs- bzw. Anwendungsverlauf, langfristiges Ergebnis.

Eine besondere Bedeutung hat der Erwartungsabgleich im Zusammenhang mit Screening-Untersuchungen. Es sei hierzu Bezug auf das *Mammografie-Screening* genommen, eines der meist beforschten Felder der Medizin. Zum Wert dieses Screenings für Teilnehmerinnen werden nachfolgend *Heywang-Köbrunner* und *Schreer* zitiert: „3 von 10 betroffenen Frauen mit Brustkrebs würden daran sterben. Bei Screening-Teilnehmerinnen kann 1 dieser 3 Frauen gerettet werden. [...] Bei 20 Jahren Screening werden bei 1000 Frauen nur etwa 65 Karzinome auftreten." Ein

---

[28] Miceli M, Castelfranchi C, Exspectancy and emotion. Oxford University Press NY 2014.

weiterer Vorteil besteht darin, dass durch Früherkennung die aggressive Behandlung reduziert werden kann, d. h. weniger Mastektomien, weniger Chemotherapie, weniger Axilladissektionen und bessere brustästhetische Ergebnisse.[29]

Bei medikamentöser Therapie ist der Erwartungsabgleich Bestandteil der Behandlung (Kontrolle des Rückgangs von Befund und Beschwerden) und wird, wenn möglich, durch Messwerte objektiviert. Hier kann es zur Überschneidung von Prozessdiagnostik und Ergebnisdiagnostik kommen. Während die *Prozessdiagnostik* in der adaptierenden Feinarbeit bezüglich Umsetzung der Entscheidung besteht, verbindet sich mit der *Ergebnisdiagnostik* die Evaluation der Entscheidung. Bei z. B. antihypertensiver Therapie wird der klinische Endparameter (normalisierter Blutdruck) sowohl der Prozess- als auch Ergebnisdiagnostik zugrunde gelegt mit dem Unterschied, dass dieser in der Prozessdiagnostik durch medikamentöse Variation (bezogen auf unterschiedliche Wirkstoffklassen und Dosierung) sukzessiv realisiert, in der Ergebnisdiagnostik dann in seiner Stabilität beurteilt wird.

Diskrepanzen im Erwartungsabgleich können auf subjektiv oder objektiv überhöhte Erwartungen zurückgeführt werden. Sie können jedoch auch mit *mangelnder Therapietreue* zusammenhängen, die der *Non-Compliance* zuzuordnen ist. Unter dieser ist die mangelnde Kooperation des Patienten bei der medizinischen Behandlung zu verstehen. Sie findet ihren Ausdruck unter anderem in der Ablehnung einer Behandlung oder dem Nichtbefolgen von Verhaltensregeln und Anordnungen. Untersuchungen zur Therapietreue von Patienten mit Diabetes mellitus oder Hypertonie ergaben, dass nur etwa 50 % der Betroffenen ihre verordneten Medikamente zuverlässig einnahmen. Das bedeutet zum einen erhebliche finanzielle Belastung der Solidargemeinschaft und zum anderen verfälschte Wiedergabe des therapeutischen Effekts. Vor diesem Hintergrund muss die Interpretation klinischer Daten potenziell als unrealistisch gelten, wenn nicht parallel die Therapietreuedaten ausgewertet werden.[30]

Hoffnung ist eine Erwartungsemotion,[31] das Gefühl, dass etwas gut ausgehen, etwas Wünschenswertes eintreten werde, ohne dass Gewissheit darüber besteht. Hoffnung ist von genereller Bedeutung für psychisches Wohlbefinden und physische Gesundheit.[32]

Bezüglich der Ergebniserwartung des Arztes überwiegen positive Erfahrungswerte und externe Evidenz gegenüber gegebenenfalls eingeschränkt kalkulierbarer Wirksamkeit und Risiken einer zu entscheidenden Behandlung.

---

[29] Heywang-Köbrunner S, Schreer I, Bildgebende Mammadiagnostik. Springer 2015, 572–573.

[30] Speer R, Endokrine Therapie wird von mehr als 50 % der Patientinnen nicht wahrgenommen. Senologie 2007, 4; 2.

[31] Miceli m, Castelfranchi C, Exspectancy and emotion.Oxford university Press NY 2014

[32] Cheavens JS, Michael ST, Snyder CR, The Correlates of Hope: Psychological and Physiological Benefits. In: Interdisciplinary perspectives on hope, hrsg. v. Eliott JA u. Eliott JA. Hauppauge NY Nova Science Publishers 2005, 119–132.

Die Patienten passen ihre Erwartungen je nach Risikowahrnehmung an, wobei sie zwischen Chancen und Gefahren abwägen. Wie Risiko in Erwartung einfließt, ist stark abhängig von individuellen Präferenzen, emotionalen Zuständen und der Fähigkeit, Wahrscheinlichkeiten rational zu bewerten.

Durch „beneficial thinking" (vorteilhaftes Denken) sollen Sorgen und Stress auf ein sinnvolles Maß reduziert werden, um so Energie für das Erreichen wahrer Ziele und ein glückliches und erfolgreiches Leben zu gewinnen. Beneficial Thinking wird als Hilfsmittel gegen akuten und chronischen Stress betrachtet.[33]

Die Erwartung des Patienten kann von zentraler Bedeutung in einer Entscheidungssituation sein, in der offen ist, ob eine Behandlung erfolgen soll oder nicht bzw. welche Alternative gewählt werden soll.

Erwartungen sind Vorwegnahmen bzw. Annahmen, die aus dem eigenen Handeln oder dem Handeln anderer Personen resultieren.

Führt allein die Situation ohne eigenes Handeln zum gewünschten Ziel, so besteht eine *Situationsergebniserwartung*. Dagegen ist bei der *Handlungsergebniserwartung* eigenes Zutun erforderlich, durch das nach Überzeugung der betreffenden Person das Handlungsergebnis herbeigeführt wird.[34]

Die Zuordnung als Situationsergebniserwartung oder Handlungsergebniserwartung ist abhängig davon, ob die Betrachtung vom Standpunkt des Arztes oder des Patienten erfolgt. Aus Patientensicht entspricht z. B. ein chirurgischer Eingriff der Situationsergebniserwartung (kein eigenes Zutun), dagegen aus ärztlicher Sicht einer Handlungsergebniserwartung (Abb. 4.2). Erwartungen beziehen sich auf ein erhofftes, gewünschtes oder zu realisierendes Ziel, letztlich das tatsächliche Ergebnis (4.2).

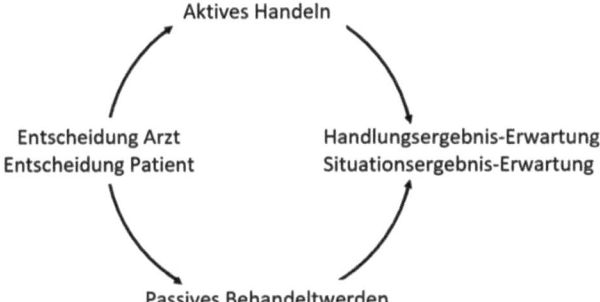

Abb. 4.2 Ärztliche und patientenseitige Entscheidung in Relation zur Ergebniserwartung
In der Abbildung ist ein oberer Halbkreis, das aktive Handeln des Arztes betreffend, sowie ein unterer Halbkreis, das passive Behandeltwerden des Patienten betreffend dargestellt. Die beiden Halbkreise erweisen sich als komplementär in Bezug auf Entscheidung Arzt und Handlungsergebnis-Erwartung sowie auf Entscheidung Patient und Situationsergebnis-Erwartung.
Beim „passiven Behandeltwerden" werden aktive Anteile des Patienten bei Vorbereitung und Nachbehandlung, z.B. im Rahmen eines operativen Eingriffes, nicht berücksichtigt

---

[33] Karella E, Das Geheimnis ausgeglichener Mütter – Starke Mütter – Starke Familien – Starke Gesellschaft. Kösel Verlag 2020.
[34] Heckhausen H. Achievement motivation and its constructs: A cognitive model. Motivation and Emotion, 1977, 1; 283–329.

4.3.2   Nachhaltigkeit in der Erwartung

Bei der Nachhaltigkeit ärztlicher Entscheidungen und patientenseitiger Erwartungen geht es darum, nicht nur die besten verfügbaren Behandlungsmöglichkeiten auszuwählen, sondern auch sicherzustellen, dass diese Behandlung langfristig die besten Ergebnisse liefert und gleichzeitig die patientenseitigen Erwartungen langfristig zur Zufriedenheit erfüllt.

Nachhaltigkeit erfordert, ärztliche Entscheidungen sowohl auf Grundlage aktueller Beschwerden als auch für die langfristige Gesundheit des Patienten zu treffen. Letzteres bezieht sich auf präventive Maßnahmen, Frühdiagnostik und Förderung eines gesunden Lebensstils, um künftige Erkrankungen zu vermeiden.

Eine zunächst erfolgreiche Therapie kann langfristig negative Auswirkungen haben.

Nachhaltigkeit richtet sich auf langfristige Wirksamkeit und Sicherheit prophylaktischer und therapeutischer Maßnahmen.

Beispiel Covid-19-Pandemie 2020/21: Bei dieser Pandemie hatten die Hygienemaßnahmen nur einen mäßigen Einfluss auf die Weiterverbreitung des Coronavirus, erst nach breiter Anwendung von entwickelten Impfstoffen zeigte sich eine deutliche Nachhaltigkeit.

Beispiel Darmkrebsvorsorgeuntersuchung: Zur Darmkrebsvorsorge durch Darmspiegelung (Koloskopie) wird bei Frauen ab einem Lebensalter von 55 Jahren und bei Männern ab 50 Jahren geraten. Bei unauffälligem Koloskopiebefund beträgt die Nachhaltigkeit zehn Jahre, d. h. erst nach zehn Jahren ist eine erneute Koloskopie zu empfehlen.

Beispiel BRCA1/2-Mutation: Bei etwa 30 % der Frauen mit einem Mammakarzinom in Deutschland besteht eine familiäre Belastung für Brustkrebs, wobei in 25 % dieser Frauen eine BRCA1- oder BRCA2-Mutation nachweisbar ist, aufgrund derer die Betroffenen etwa 20 Jahre früher als Frauen ohne familiäres Risiko erkranken. Die vorgenannten prädisponierenden Hochrisikogene sind mit der lebenslangen Erwartung verbunden, an einem Mammakarzinom (60 %) und an einem Ovarialkarzinom (16–55 %) zu erkranken.[35] Gesunde BRCA1/2-Mutationsträgerinnen können nach prophylaktischer Mastektomie (Brustentfernung) beidseits (Einzelfallentscheidung) eine Risikoreduktion für Mammakarzinom von > 95 % erwarten. Durch prophylaktische Salpingo-Oophorektomie beidseits (durch Laparoskopie) um das 40. Lebensjahr können gesunde BRCA1/2-Mutationsträgerinnen eine Risikoreduktion für Ovarialkarzinom um 97 % erwarten. Mit > 95 % und 97 % besteht eine hohe Nachhaltigkeit der beiden prophylaktischen Maßnahmen.

---

[35] Interdisziplinäre S3-Leitlinie für die Früherkennung, Diagnostik, Therapie und Nachsorge des Mammakarzinoms. AWMF-Registriernummer: 032-045OL; 02/2020, 55.

4.3.3 Erwartungsbereitschaft

Erwartungsbereitschaft des Patienten in Bezug auf den Ausgang einer Behandlung besteht überwiegend trotz Aufklärung für ein positives erfolgreiches Ergebnis. Diese einseitig fixierte Erwartungsbereitschaft ist auch nachvollziehbar, insofern die Behandlungsmaßnahme als erfolgversprechend vom Arzt empfohlen und darauf gegründet vom Patienten akzeptiert wurde. Die arztseitigen Informationen zum gegebenenfalls eingeschränkten Erfolg oder sogar zur möglicherweise Erfolglosigkeit werden aufgrund positiver Erwartungsbereitschaft des Patienten offenbar verdrängt. Bei seltenem Eintritt eines entsprechenden Worst-case-Szenarios kann es dann zu tiefer Enttäuschung, nahe einem psychischen Zusammenbrechen des Patienten kommen. In einem solchen Fall ist vor allem psychologische Unterstützung mit Aussicht auf konkrete Lösung des Problems hilfreich. Für den negativen Ausgang hält die ärztliche Seite stets andere Ansätze bereit. Als einfache Beispiele seien der Wechsel des Antibiotikums oder Zytostatikums genannt. Grundsätzlich gilt: Führt eine bestimmte Maßnahme nicht zum erwarteten (gewünschten) Erfolg, so eröffnen sich dadurch neue Möglichkeiten des effizienten Vorgehens.

Wichtige Voraussetzung für einen letztlich zufriedenstellenden Ausgang bilden Geduld und psychische Stabilität des Patienten. Letztere wird insbesondere als Voraussetzung für das Durchführen komplexer brustwiederherstellender Operationen gefordert.[36]

Die Erwartung des Patienten führt über dessen vorgestellte Realisierung und parallel zur patientenseitig getroffenen Entscheidung zu dem definitiven (tatsächlichen) Ergebnis einer ärztlichen Maßnahme, das der Patient mit seiner Erwartung abgleicht, woraus sich Folgen für seine Antizipation und Entscheidung im Weiteren ergeben.

Inwieweit die patientenseitigen Erwartungen erfüllt werden, dürfte im Zusammenhang mit dem Qualitätsmanagement stehen. *Avedis Donabedian* (1919–2000) führte als Erster den Qualitätsbegriff in Medizin und Pflege ein. Danach wird zwischen Struktur-, Prozess- und Ergebnisqualität unterschieden.[37] Unter *Strukturqualität* werden die vom Patienten vorgefundenen Behandlungsbedingungen, d. h. die fachliche Qualifikation des Personals sowie die räumliche und apparative Ausstattung, verstanden. Die *Prozessqualität* wird definiert als das Vermögen, gegebene Ziele zu erreichen oder entsprechende Anforderungen zu erfüllen.

Die *Ergebnisqualität* bezieht sich auf Gesundheitszustand, Lebensqualität, Befinden, berufliche und soziale Reintegration nach Abschluss einer Therapie. Der Zusammenhang zwischen den drei Qualitäten besteht darin, dass Strukturen auf Prozesse wirken und daraus die Ergebnisqualität resultiert, die ihrerseits zu Veränderungen in den Strukturen und Prozessen genutzt werden kann.[38]

---

[36] Herrmann U, Audretsch W, Praxis der Brustoperationen. Springer 1996.

[37] Donabedian A, The criteria and standards of quality: 2, Foundation of the Amer College, 1980.

[38] Health&Care Management https//www.hcm-magazin.de.

Medizinethisch reflektierte Entscheidungen

5

Inhaltsverzeichnis

5.1 Diskursethik

Unter Diskursethik ist eine ethische Theorie zu verstehen, bei der die Richtigkeit ethischer Aussagen über den mit vernünftigen Argumenten gestalteten Diskurs gewonnen wird.

Ethik inspiriert Moral und Moral formt Recht. Recht wird notwendig, wenn Moral versagt und Moral wird benötigt, wenn Ethik versagt. Recht ist der Moral übergeordnet.[1]

Medizin ist keine angewandte Naturwissenschaft, sondern praktische Wissenschaft im Dienste des Menschen.[2] Das ärztliche Ethos verpflichtet den Arzt zur Ausrichtung seines Handelns am Wohl des Patienten.

---

[1] https://www.values academy.de > ethic-moral-recht.
[2] Jansen C, Der Medizinische Standard, Springer 2019, 31.

Im Prozess der Entscheidungsfindung sind vier medizinethische Prinzipien zu wahren:

- Respekt vor dem Willen des Patienten (Autonomie)
- Schadensvermeidung (Nonmalefizienz, „primum nil nocere")
- Wohlergehen des Patienten (Fürsorge, Benefizienz)
- Gerechtigkeit (keine Benachteiligung, faire Ressourcenverteilung

Das medizintheoretische Störungs-Kompensationskonzept hat auch für die Diskursethik eine wichtige Bedeutung, weil es eine Grundlage für ärztliches Denken und Handeln im Entscheiden und Erwarten bietet. In der Diskursethik wird das Recht des Patienten auf fundierte Entscheidung über seine Behandlung betont. Das heißt, dass dem Patienten die Möglichkeit geboten wird, sich aktiv an der Entscheidung zu beteiligen, wie eine Störung beseitigt bzw. bestmöglich kompensiert werden kann.

Das analytisch-diskursive Paradigma und nicht ein deduktiv-normatives ist adäquat für medizinethische Entscheidungen. Initial ist die ethikbezogene Frage zu beantworten: Wer ist es, demgegenüber moralische Verpflichtungen bestehen? Es kann sich z. B. um ein schwerst geschädigtes Frühgeborenes oder um einen sterbenskranken alten Patienten handeln.

Nach *Apel* bildet im Diskurs die notwendige Anerkennung des Anderen in der sprachlichen Kommunikation ein „unhintergehbares" Prinzip, was in der Praxis eine *Verantwortungsethik* begründet. Lediglich von anderen verstandene Aussagen einer *einzelnen* Person sind noch kein Diskurs. Argumente können dadurch Gewicht erhalten, dass ihnen eine einsichtige rationale Zuhörerschaft zustimmt. Von *Habermas* wird für die Geltung von Argumenten Verständlichkeit, Wahrheit, Richtigkeit und Wahrhaftigkeit gefordert.[3] Eine Unwahrheit ist kein Argument, sondern der Versuch jemanden zu überreden.[4]

Ergebnis des Diskurses ist ein argumentativer Konsens. „Handle nur aufgrund einer Maxime, von der du aufgrund realer Verständigung mit den Betroffen [...] unterstellen kannst, dass alle Folgen und Nebenwirkungen, die sich aus ihrer allgemeinen Befolgung für die Befriedung der Interessen eines jeden einzelnen Betroffenen voraussichtlich ergeben, in einem realen Diskurs von allen Betroffenen zwanglos akzeptiert werden können."[5]

Es bedarf der Willensentscheidung des Argumentierenden, in den Diskurs einzutreten.

---

[3] Habermas J, Theorie des kommunikativen Handelns, Bd. 1. Frankf/M 1981.

[4] Alexy R, Eine Theorie des praktischen Exkurses. In: Normenbegründung – Normendurchsetzung, hrsg. v. Oelmüller, W. Paderborn 1978, 22–58.

[5] Apel KO, Das Problem des Übergangs zur postkonventionellen Moral. Suhrkamp Frankf/M 1988, 123.

5.2 Benefizienz- und Autonomiekonflikt

Es ist zwischen einem *Autonomiekonflikt* und einem *Benefizienzkonflikt* zu unterscheiden. Kommt es zwischen Arzt und Patient zu einem Dissens bezüglich der Durchführung oder Unterlassung einer medizinischen Maßnahme, so handelt es sich um einen *Autonomiekonflikt*. Gibt es einen Dissens zwischen Arzt und Patient bezüglich des Nutzens einer medizinischen Maßnahme, so ist von einem Benefizienkonflikt auszugehen. Obwohl der Patient in dem jeweiligen Konflikt die Sachlage verstanden hat, kommt es trotzdem zum Dissens.

Unter Benefizienz ist ärztliches Handeln im besten wohlverstandenen Interesse des Patienten (lat. „primum non nocere" – das Wichtigste ist, nicht zu schaden) gemeint. Hierzu müssen Nutzen und Risiken einer medizinischen Maßnahme nach dem Grundsatz der Verhältnismäßigkeit gegeneinander abgewogen werden. „Je größer oder je elektiver der Eingriff, desto strenger müssen, je kleiner der Eingriff oder je vitaler die Gefahr, desto großzügiger dürfen die Anforderungen an Aufklärung und „informed consent" verstanden werden."[6] Mit seiner Einwilligung in eine ärztliche Maßnahme akzeptiert der Patient das bei ihm mögliche Auftreten von Komplikationen, sofern diese nicht Folge eines Behandlungsfehlers sind.

Der Leitsatz „primum non nocere" wurde einst von dem Arzt Scribonius Largus am Hof des Kaisers Tiberius Claudius um das Jahr 50 aufgestellt. Vollständig zitiert lautet der Grundsatz: „primum non nocere, secundum cavere, tertium sanare" (erstens nicht schaden, zweitens vorsichtig sein, drittens heilen).

Das vollständige Zitat enthält mit „heilen" das für den Patienten nutzbringende Moment ärztlichen Handelns, was in der verkürzten Wiedergabe fehlt.

Benefizienz rechtfertigt Ausprobieren („trial and error").

Versuch und Irrtum ist eine heuristische Methode, bei der *unter Inkaufnahme von Ineffizienz (Irrtum) nach der gewünschten Wirkung gesucht* wird.

Ausprobieren unter *quantitativem* Aspekt: Durch *Titration* wird nach dem Prinzip „trial and error" eine bestimmte effektive und möglichst nebenwirkungsarme Zielwertdosis ermittelt (Beispiele: Betablocker bei Herzinsuffizienz, Lipidsenkung mit Statintherapie, medikamentöse Schmerztherapie, blutdrucksenkende Therapie bei höhergradigen Karotisstenosen).

Ausprobieren unter *qualitativem* Aspekt: Dem Ausprobieren kann auch die sogenannte Diagnose ex juvantibus zugeordnet werden. Bei dieser wird die Diagnose abhängig vom Heilerfolg nachträglich – vereinfacht ausgedrückt durch „das, was hilft" – gestellt. Von der Maxime „Diagnose vor der Therapie" wird hierbei bewusst abgewichen. Der sogenannte Auslassversuch, d. h. ärztlich empfohlenes Aussetzen mit einer Medikation, soll Aufschluss zu deren Erfordernis geben.

Der Benefizienzkonflikt bezieht sich auf den zwischen Arzt und Patient/Eltern infrage stehenden *Nutzen einer Behandlungsmaßnahme*, d. h. deren Durchführung oder Unterlassung. Als Beispiel sei der gegebenenfalls fragwürdige Nutzen einer Intensivtherapie am Anfang oder Ende des Lebens bei schwerster Vorschädigung angeführt.

---

[6] Langer M, Ethische Probleme in der Geburtshilfe. In: Die Geburtshilfe, hrsg. von Schneider H, Husslein P, Schneider KT, Springer 2016, 1146.

Autonomie bedeutet selbstbestimmtes Handeln des Patienten, dem dies rechtlich zusteht und der die Sachlage verstanden hat. Voraussetzung der Patientenautonomie bildet der „informed consent" (informierte Einwilligung). Dieser bezieht sich auf folgende Informationen: Diagnose und Erfordernis sowie Vorgehensweise der geplanten Behandlung; Erfolgschancen, Risiken und Komplikationen (auch seltene, wenn gravierende Folgen); alternative Behandlungsmöglichkeiten; Verhaltensregeln vor und nach der Behandlung; Rückfragen, um Missverständnisse auszuschließen.

Die Entscheidungsautonomie der Schwangeren zum Abbruch ist abhängig vom Gestationsalter und Schweregrad der Fehlbildung. Bis einschließlich 12. Schwangerschaftswoche liegt die Autonomie bei 100 %, diese vermindert sich dann moderat bis zur 24. Schwangerschaftswoche und fällt danach steil ab.

Zum Autonomiekonflikt kommt es, wenn zwischen Arzt und Patient ein Entscheidungsdissens über Durchführung oder Unterlassung einer medizinischen Maßnahme vorliegt.[7]

Benefizien- und Autonomiekonflikt sind Entscheidungssituationen, die mithilfe von Diskurs zwischen Arzt und Betroffenen gelöst werden können.

Zwischen Benefizienz und Autonomie kann eine umgekehrt proportionale Beziehung bestehen, insofern z. B. mit steigendem Gestationsalter die Autonomie der Schwangeren abnimmt, während die Benefizienz gegenüber dem Feten zunimmt.[8]

Der Fokus auf dem Nutzenmaximum kann zum Autonomie- und Benefizienzkonflikt führen. Ähnliches dürfte für das utilitaristische Allokationsparadigma zutreffen.

5.3   Nachentscheidungskonflikt

Der Nachentscheidungskonflikt in der Medizin resultiert aus der ergebnisgemäßen Erkenntnis, rückschauend eine falsche Entscheidung getroffen zu haben, wobei diese vom Arzt, dem Patienten oder von beiden ausgegangen sein kann. Der Nachentscheidungskonflikt besteht zwischen Ergebnisinakzeptanz und Unvermögen der Entscheidungsrücknahme.

Zur Verdeutlichung sei folgendes Beispiel angeführt: Bei einer 36-jährigen Patientin wurde nach vorausgegangener brusterhaltender Operation der rechten Brust wegen Mammakarzinom, genanalytisch unauffällig, nach Berechnungsprogramm erhöhtem kontralateralen Rezidivrisiko die von ihr gewünschte Brustentfernung beidseits durchgeführt. In gleicher Sitzung (simultan) erfolgte beidseits der Brustaufbau durch von der Patientin favorisierte Latissimuslappenplastik mit Silikonimplantateinlage. Präoperativ war die Patientin umfassend zu alternativen Aufbauverfahren und Brustepithesen sowie Erfolgserwartung aufgeklärt worden. Im Nachhinein war die Patientin brustästhetisch und funktionell vom Ergebnis enttäuscht, bereute ihre Entscheidung zum Brustaufbauverfahren, wollte die Brustimplantate unbedingt loswerden und wünschte nun die freie mikrochirurgische Transplantation ihres Unterbauch-Haut-Fettgewebes (sogenannte DIEP-Lappenplastik).

---

[7] Langer M, a.a.O., 1144.
[8] Langer M, a. a. O., 1147/48.

Der bei dieser Patientin bestehende Nachentscheidungskonflikt lässt sich gegebenenfalls durch DIEP-Lappenplastik lösen, wobei allerdings nicht garantiert werden kann, dass ein erneuter Nachentscheidungskonflikt eintritt.

Tatsächlich war es im vorstehenden Beispiel so, dass der Patientin der Brustaufbau mittels DIEP-Lappenplastik aufgrund ihres jungen Alters benefizienzgemäß empfohlen wurde, jedoch folgten die Ärzte letztlich der Patientenautonomie. Diese erweist sich im Nachentscheidungskonflikt als ethisch problematisch, insofern Benefizienz und Patientenautonomie in Widerspruch zueinander gestanden haben.

Der Nachentscheidungskonflikt ist auch für das Erfordernis (Indikation) einer Behandlungsmaßnahme und dabei möglicherweise auftretenden Komplikationen relevant. So z. B. ist die Einnahme des Hormonpräparats Activelle® zur Hormonsubstitutionstherapie bei Estrogenmangelsymptomen postmenopausaler Frauen (letzte Monatsblutung mehr als ein Jahr zurückliegend) mit der seltenen Nebenwirkung einer Lungenembolie verbunden (Rote Liste 2024). Bevor ein Gynäkologe dieses Medikament verordnet, wird er sorgfältig prüfen, ob vorbestehende Risiken für eine thromboembolische Gefährdung vorliegen. Wenn dies nicht der Fall ist, kann es trotzdem selten zu einer Lungenembolie und einem davon abgeleiteten Nachentscheidungskonflikt kommen. Im Vergleich zum oben angeführten Beispiel zeigt sich dieser in Bezug auf die vital bedrohliche Lungenembolie noch stärker. Nach Risiko-Nutzen-Abwägung haben Arzt und Patientin gemeinsam die Hormonsubstitutionstherapie entschieden, wobei der Nachentscheidungskonflikt ethisch im Widerspruch zwischen Nichtschaden und Fürsorgepflicht (Benefizienz) begründet liegt.

5.4 Entscheidung zum Machbaren

Der wissenschaftliche Progress führt zu Neuem, Machbarem, dessen Realisierung umstritten sein kann, gegebenenfalls auch unter medizinethischem Aspekt. Nachfolgend sollen einige Beispiele angeführt werden.

Zuvor sei kurz an *Werner Forßmann* (1904–1979) erinnert, der sich als junger Assistenzarzt im Krankenhaus Eberswalde entschied, das Machbare zu machen, indem er sich selbst einen Herzkatheter über die Armvene einlegte, in den Keller ging, um dies mit einer Röntgenaufnahme zu dokumentieren, und als Erster bewies, dass Herzkatheterisierung beim Menschen ohne Gefahr machbar ist. Er publizierte dazu am 5. November 1929 in der Klinischen Wochenschrift. Sauerbruch (Charité) sah keinen Nutzen für die Chirurgie, während die Herzkatheterisierung in den USA zu einem klinischen Standardverfahren entwickelt wurde. Die beiden maßgeblich daran beteiligten Ärzte Andre Frederic Cournand und Dickinson William Richards erhielten zusammen mit Werner Forßmann 1956 den Medizin-Nobelpreis.

Leihmutterschaft

Die Leihmutterschaft besteht darin, dass eine Frau für eine andere Frau deren Kind austrägt und dieses ihr nach der Geburt überlässt. Bezüglich Herkunft von Eizelle und Samenzelle werden zwischen der sogenannten traditionellen oder genetischen Form (Eizelle von Leihmutter, Samenzelle von künftigem Vater → Insemination) und der gestationalen Form (Eizelle und Samenzelle von künftigen Eltern → In-vitro-Fertilisation), d. h. bei dieser ist im Gegensatz zur erstgenannten Form die genetische und austragende Mutter nicht identisch.

Was die rechtliche Lage anbetrifft, so ist die Unterscheidung zwischen kommerzieller und altruistischer Leihmutterschaft von Bedeutung, insofern in bestimmten Ländern (Vereinigtes Königreich, Kanada, Niederlande, Portugal) die altruistische Leihmutterschaft erlaubt, die kommerzielle Leihmutterschaft dagegen verboten ist. In 12 der 27 EU-Mitgliedsstaaten, darunter Deutschland, ist weder die altruistische noch die kommerzielle Leihmutterschaft erlaubt. Die Ablehnung der Leihmutterschaft basiert vor allem auf ethischen, neben rechtlichen, Bedenken sowie religiöser Unvereinbarkeit. Gemäß §1591 BGB (1997) ist die Mutter eines Kindes die Frau, die es geboren hat, demnach die Leihmutter und nicht die auftraggebende Sorgemutter, selbst auch dann, wenn diese die genetische Mutter ist. Aus rechtlicher Sicht gilt die Sorgemutter als nicht mit dem Kind verwandt. Nach dem Embryonenschutzgesetz von 1991 ist in Deutschland jegliche ärztliche Leistung für Leihmutterschaften verboten. Es droht bei Zuwiderhandlung Freiheitsstrafe bis zu drei Jahren oder Geldstrafe. Straffrei ist dagegen das Vorgehen der Leihmutter oder das der Auftrag erteilenden Personen.

> „Medizinisch gesehen ist die Leihmutterschaft eine effektive und sichere Behandlungsform."[9]

Eizellspende

Die Eizell- oder Embryonenspende bedeutet einen Eingriff in die genetische Abstammung der Familie und führt zu gespaltener Mutterschaft, insofern die genetische Mutter nicht auch zugleich die das Kind gebärende Mutter ist.[10] Aus der gespaltenen Mutterschaft kann ein Generationskonflikt resultieren, insofern Frauen jenseits ihres reproduktiven Alters zur Schwangerschaft verholfen werden kann. Die Eizellspende ist in Deutschland entsprechend dem Embryonenschutzgesetz verboten. Die Problematik der Eizellspende besteht in der nicht risikolosen Eizellgewinnung sowie der Kommerzialisierung.

Erzeugen von Chimären

Bereits 2019 war es einer Forschergruppe um *Juan Carlos Izpisua Belmonte* vom Salk-Institut in San Diego (Kalifornien) gelungen, Embryonen von Mensch-Affe-Chimären zu entwickeln. Am 15.04.2021 wurden die Ergebnisse in der Fachzeitschrift „Cell" veröffentlicht.[11]

Um die Chimären zu erzeugen, wurden jeweils 25 menschliche Zellen in Embryos von Javaneraffen injiziert. Von den insgesamt 132 herangezüchteten Mischembryos waren nach 10 Tagen noch 103 und am 19. Tag nur noch drei Chimären am

---

[9] Depenbusch M, Schultze-Mosgau A, Leihmutterschaft. In: Reproduktionsmedizin, hrsg. v. Diedrich K, Ludwig M, Griesinger G. Springer Heidelberg 2013, 292.

[10] Depenbusch M, Schultze-Mosgau A, a. a. O., 298.

[11] Tao Tan, JW, Chenyang S, Weizhi J et al, Chimeric contribution of human extended pluripotent stem cells to monkey embraos ex vivo. Cell 184/8, p 2020–2032.

Leben. Bei dem Experiment sei es darum gegangen, die molekularen Prozesse bei der Kommunikation zwischen Zellen verschiedener Spezies besser zu verstehen. Es wurde jedenfalls nachgewiesen, dass sich menschliche Stammzellen in einer anderen Spezies weiterentwickeln können. Das zumindest dürfte das noch sehr ferne Ziel, dem Züchten transplantierbarer menschlicher Organe in Tierchimären, wahrscheinlich nicht blockieren. Nach Belmonte seien lebensfähige geborene Mischwesen nicht Ziel der Forschung.

Maximale Intensivtherapie
Janssens schreibt: „Den *Entscheidungen zur Therapieausrichtung am Lebensende* sind in der Regel sehr komplexe Diskussionen vorgeschaltet, die neben einem enormen medizinischen Sachverstand dem Intensivmediziner auch juristische Kenntnisse abverlangen und eine hohe soziale Kompetenz und Kommunikationsfähigkeit erfordern."[12] Die vier medizinethischen Prinzipien – Autonomie, Malefizienz, Benefizienz und Gerechtigkeit – gelten auch für Entscheidungen am Lebensende. Die beiden Voraussetzungen für eine optimale Therapie von schwerkranken Patienten mit palliativem Ansatz oder von Patienten am Lebensende sind medizinische Indikation und der Wille des Patienten, wobei die Begrenzung der Therapie nicht nur erlaubt, sondern sogar geboten ist.

Am 26.02.2020 wurde vom Bundesverfassungsgericht die im Strafrechtsparagrafen § 217 festgeschriebene Regelung für nichtig erklärt, mit der die „geschäftsmäßige Förderung der Selbsttötung" unter Strafe gestellt worden war. Begründet wurde dies damit, dass das allgemeine Persönlichkeitsrecht auch ein Recht auf selbstbestimmtes Sterben umfasse. Insofern der Suizid nicht unter Strafe steht, ist nach den allgemeinen Regeln des Strafrechts auch die Beihilfe zur Selbsttötung straflos. Bei Sterbehilfe oder assistiertem Suizid geht es nicht um palliative Sterbebegleitung, d. h. nicht um eine medizinisch angezeigte Therapie. Vom Sterbewilligen selbst wird die zum Tode führende Handlung vorgenommen.

In der *Futility-Debatte* wird das ethische Problem der modernen Medizin deutlich, stets im Sinn der Maximaltherapie zu handeln („macht man alles, versäumt man nichts"). Es geht jedoch nicht um die maximale, sondern um die adäquate Therapie. Befindet sich der Patient im unmittelbaren Sterbeprozess oder kann der Patient trotz Maximaltherapie nicht mehr am Leben erhalten werden, so ist die Indikation für eine intensivmedizinische Therapie nicht mehr gegeben.[13]

---

[12] Janssens U, Möglichkeiten und Grenzen der Intensivmedizin. In: Die Intensivmedizin, hrsg. v. Marx G, Muhl E, Zacharowski K, Zeuzem S, Springer Heidelberg 2015, 4.
[13] Janssens U, a. a. O., 8.

Nichteingetretene patientenseitige Erwartungen

6

Inhaltsverzeichnis

6.1 Schicksalhafter Verlauf

„Schicksalhafter Verlauf" meint den „Nachteil, der trotz Aufwendung normaler ärztlicher Sorgfalt nicht zu beherrschen war, wenn man dem Arzt ein vernünftiges Ermessen zugesteht. Der schicksalhafte Verlauf ist dann nichts anderes als die besondere Ausprägung des allgemeinen Lebensrisikos. Es fällt dem Geschädigten zur Last: casum sentit dominus."[1] Mit anderen Worten: Das Risiko des *zufälligen* Verlusts einer Sache trägt der Eigentümer, also der Patient.

Die Anwendung des Begriffs *Schicksalhaftigkeit* in der Medizin bezieht sich zumeist auf den unerklärbaren, unvorhersehbaren Zusammenhang in den Geschehensabläufen. Als schicksalhaft gilt eine Behandlungskomplikation, wenn deren Zustandekommen/Auftreten unabwendbar oder unausweichlich war. Für den beteiligten Arzt bedeutet dies, dass er dann nicht haftbar gemacht werden kann.

Schicksalhafter Verlauf steht für die *„Abwesenheit eines Fehlers oder der Kausalität".*[2]

Ein Verlauf gilt als schicksalhaft, wenn er unabwendbar ist. Als Beispiel sei die Genmutation von BRCA1 und BRCA2 angeführt, aus der sich unerkannt und ohne Entfernung des Erfolgsorgans (Störungsbeseitigung) Brustkrebs entwickeln kann.

---

[1] Deutsch E u. Spickhoff A, Medizinrecht, 7.Aufl., 2014, 243.

[2] Deutsch E u. Spickhoff A, Medizinrecht. Springer 2008, 150.

© Der/die Autor(en), exklusiv lizenziert an Springer-Verlag GmbH, DE, ein Teil von Springer Nature 2025
F. U. Herrmann, *Entscheidung und Erwartung in der Medizin*,
https://doi.org/10.1007/978-3-662-71599-4_6

BRCA1 und BRCA2 gehören zur Gruppe der Tumorsuppressorgene. In dieser Funktion werden durch sie Proteine kodiert, die Reparaturen an beschädigten DNA-Fragmenten durchführen. Frauen mit einer BRCA1- oder BRCA2-Mutation sind prädisponiert, 20 Jahre früher als Frauen ohne diese Mutation an Brustkrebs zu erkranken, bzw. haben ein lebenslanges Risiko von 60 % an Brustkrebs zu erkranken.[3]

Die idiopathische Lungenfibrose ist ein Beispiel für viele Erkrankungen, bei denen per definitionem keine bekannte Ursache für deren Entstehung vorliegt, sodass präventiv und kausaltherapeutisch nicht entgegengewirkt werden kann.

Schicksalhaftigkeit kann gleichermaßen auf Erfolg bzw. Misserfolg medizinischer Behandlungen bezogen werden. So können sich Krebserkrankungen ohne ärztliche Behandlung wieder zurückbilden (Spontanremission), wobei die Mechanismen dafür (Störungskompensation) unbekannt sind.

Als Beispiel für schicksalhaften Verlauf kann auch die eingeschränkte bis Non-Response bestimmter Erkrankungen gelten (Glioblastom[4] auf aggressive Chemotherapie). Nicht vermeidbar (schicksalhaft) können plötzlich auftretende Notfälle im Rahmen einer sorgfältigen Behandlung sein (Beispiel: Herzinfarkt bei Routineoperation).

Der schicksalhafte Verlauf entspricht der begrenzten Möglichkeit von Behandlungen im jeweiligen individuellen Fall. *Glöckner* hinterfragt diese These, verweist auf Definitionsprobleme des schicksalhaft Unabwendbaren und sieht es als Aufgabe der Medizin „mit den ihr zur Verfügung stehenden Mitteln Einfluss auf das Schicksal des Patienten zu nehmen".[5]

Schicksalhaftigkeit kann als individuelles Geschehen außerhalb der Verfügungsgewalt von Arzt und Patient, ohne menschliches Zutun verstanden werden. Diese Definition folgt der Dialektik von Selbst- und Fremdbestimmung (Autonomie und Heteronomie), d. h. ein normalerweise selbstbestimmter Verlauf wird fremdbestimmt von einem undefinierbaren Bedingungsgefüge.

Der Begriff Schicksal sollte nach *Kant* aus dem philosophischen Vokabular gestrichen werden, bei *Hegel* wird Schicksal ins Innere des Menschen verlagert.[6]

Schicksalhaftigkeit lässt sich dem *Fatalismus* (lat. „fatalis" für das Schicksal betreffend) zuordnen, wenn in dem Begriff eine vom *M*enschen unabhängige Vorbestimmtheit (Unausweichlichkeit) des Geschehens in Natur und Gesellschaft postuliert wird.

---

[3] Interdisziplinäre S3-Leitlinie für die Früherkennung, Diagnostik, Therapie und Nachsorge des Mammakarzinoms. Juni 2021, 57.

[4] Infolge Blut-Hirn-Schranke (enger Zell- und Interaktionsverbund zwischen Endothelzellen, Perizyten und Astrozyten) ist der Zufluss des Chemotherapeutikums ohnehin vermindert, wobei dies durch einen weiteren Mechanismus (Humanin → aktiviert Rezeptor GP 130) zusätzlich verstärkt wird.

[5] Glöckner M, Ärztliche Handlungen bei extrem unreifen Frühgeborenen, Springer2007, 256.

[6] Metzler Philosophie Lexikon, hrsg. v. Prechtel P, Burkard FP, Stuttgart 1999, 524.

6.2   Erwartungsenttäuschung

Erwartungsenttäuschung kann als Folge einer Diskrepanz zwischen patientenseiti-ger Antizipation und dem tatsächlich erreichten Behandlungsergebnis gelten. Die Ursache vieler Konflikte liegt in enttäuschten Erwartungen. Erwartungsmanagement bildet die effizienteste Form der *Konfliktvermeidung*. Als probate Mittel im Er-wartungsmanagement gelten die schriftliche Aufklärungsdokumentation und das ausführliche Aufklärungsgespräch zur vorgesehenen medizinischen Maßnahme einschließlich damit verbundener Risiken, möglicher Komplikationen und Erfolgs-aussichten. Im Rahmen des Erwartungsmanagements kann die Kontaktaufnahme mit bereits behandelten Patienten, deren Einverständnis vorausgesetzt, empfohlen werden. Sofern einschlägige Leitlinien vorhanden sind, sollte der Patient darauf hingewiesen werden.

Im Erwartungsmanagement spielt sicher auch die Kompetenz des Behandlers bzw. der Behandlungseinrichtung für den Patienten eine Rolle. Aus der Anzahl er-folgter Eingriffe bzw. Behandlungen lässt sich nicht auf deren Erfolgsraten schlie-ßen, wenn diese nicht angegeben werden. Das Aufklärungsgespräch ist zu nutzen, um die Erwartungshaltung des Patienten zu erkunden. Insbesondere bei *erhöhtem Leidensdruck i*st meist die Erwartung an einen Erfolg der Behandlungsmaßnahme sehr hoch, der jedoch trotz standardgemäßer, bestmöglicher Vorgehensweise nicht garantiert werden kann. Der Grund dafür liegt in der ex ante objektiv begrenzten Voraussagbarkeit individueller, gegebenenfalls komplexer Reaktionen des Organis-mus. Misserfolge können insofern ohne ärztliches Verschulden auftreten.

Es stellt sich die Frage, inwieweit die erfolgreiche Behandlung bei Krankheit und damit die Wiederherstellung von Gesundheit vom Patienten eingefordert wer-den kann. Da es sich beim Organismus um ein individuell geprägtes, komplexes System mit nichtlinearer Dynamik basierend auf Störungs-Kompensations-Beziehungen handelt, kann der einzelne Patient den Erfolg einer Behandlungsmaß-nahme nur mit einer gewissen (mehr oder weniger hohen) Wahrscheinlichkeit er-warten. Einzufordern vom Patienten wäre, dass mit einem Verfahren behandelt wird, das die *drei Hartschen Standardbestimmungskriterien* (wissenschaftliche Er-kenntnis, praktische Erfahrung und professionelle Akzeptanz) erfüllt und (ganz ent-scheidend!) das dem *zu ermittelnden Standard für die Behandlung des jeweiligen Patienten* entspricht. Das kann vom Patienten kaum überprüft werden, er muss sich auf den Arzt verlassen, ihm vertrauen können, dass diese Voraussetzungen er-füllt sind.

Als Grund von Enttäuschung kommen nicht erfüllte oder überhöhte bzw. un-realistische Erwartungen in Betracht, wobei der Prozess des „informed consent" davor schützen soll.

Enttäuschung ist aus psychologischer Sicht eine *Mischemotion* aus Überra-schung, Ärger und Trauer. Enttäuschungen können psychologisch über folgende Möglichkeiten bewältigt werden: Enttäuschung herauslassen, neue Perspektive ge-winnen, Selbstakzeptanz üben, psychotherapeutische Begleitung in Anspruch neh-men. Zusätzlich ist jedoch zu berücksichtigen, dass Beschwerden, Befunde und Leidensdruck trotz erfolgter Behandlungsmaßnahmen weiterbestehen bzw. sich gegebenenfalls verstärken können (Vom-Regen-in-die-Traufe-Geraten). Als Beispiel sei eine Patientin angeführt, die nach Brustverkleinerungsoperation und postoperativen Wundheilungsstörungen ein brustästhetisch inakzeptables Ergebnis zurückbehielt. In solchem Fall dürfte der Möglichkeit, eine neue Perspektive zu gewinnen, durch entsprechende Korrekturoperation die entscheidende Bedeutung zukommen. „Komplikationen können auftreten und bei guter Aufklärung wissen es die Patientinnen auch. Wichtig ist der offene und ehrliche Umgang mit der Patientin. Eine Komplikation sollte gut kommuniziert werden. Dabei sollte man den Patienten auch den gemeinsam zu gehenden Weg aufzeigen und das Ziel erläutern."[7]

Ist ein Patient vom Behandlungsergebnis enttäuscht, sollte er zunächst mit dem behandelnden Arzt anstelle mit einem Rechtsanwalt sprechen, denn so kann der Patient am besten Aufklärung und gegebenenfalls Abhilfe erhalten. Nicht selten wird beim Eintreten von Komplikationen, z. B. nach einem Eingriff dem Operateur, ein fehlerhaftes Vorgehen unterstellt.

Als Beispiel sei eine 72-jährige Patientin angeführt, bei der es nach im Abstand von 18 Jahren wiederholter brusterhaltender Operation und adjuvanter Bestrahlung der Restbrust wegen invasiv-duktalem Mammakarzinom zu massiver Strahlenfibrose mit Strahlenulkus (seit fünf Jahren), begleitet von unerträglichen Schmerzen in der Brustregion gekommen war. Im „informed consent" wurde partizipativ ein Vorgehen in zwei Schritten entschieden – Mastektomie mit VAC-Anlage zur Konditionierung der Transplantatempfängerregion sowie Brustwiederaufbau durch DIEP-Lappenplastik.[8] Drei Tage nach dem zweiten Schritt kam es zu einer postoperativen Nachblutung mit instabiler Patientin, sodass notfallmäßig revidiert wurde, wobei sich eine venöse Lappenstielinsuffizienz zeigte, sodass das Lappentransplantat entfernt werden musste. Obwohl der sehr erfahrene Operateur standardgemäß vorgegangen war und die Patientin über beide mögliche Komplikationen – Nachblutung und Lappenverlust – aufgeklärt wurde, ging die Patientin davon aus, dass aufgrund der aufgetretenen Komplikationen Mastektomie und DIEP-Lappenplastik fehlerhaft durchgeführt worden sind.

Das Beispiel zeigt, wie wichtig es für das Erwartungsmanagement ist, zu vermitteln, dass der Erfolg einer *indizierten, korrekt* ausgeführten Behandlungsmaßnahme nicht garantiert werden kann, insofern der Erfolg stets die *individuelle organismische Mitwirkung* voraussetzt – „medicus curat, natura sanat". Diese Mitwirkung im positiven und negativen Sinn lässt sich aufgrund der Komplexität und Nichtlinearität des organismischen Geschehens nicht sicher voraussagen, sodass Komplikationen prinzipiell nicht vermeidbar sind.

Bei nicht erfüllbaren Erwartungen kann beim Patienten *Verdrängen* hilfreich sein, z. B. bei nicht oder nur bedingt behandelbaren Erkrankungen wie Morbus Parkinson. Im Beispiel oben der Patientin mit hohem Leidensdruck Verdrängen oder Unterlassen der operativen Behandlung zu empfehlen, wäre unvereinbar mit ärztlicher Benefizienz gewesen.

---

[7] Fansa H, Heitmann C: Brustchirurgie. Springer 2018, 211.
[8] Hautfettlappen des Unterbauchs wird gehoben und frei, unter mikrovaskulärem Anschluss in das Mastektomieareal transplantiert (Methode des Brustwiederaufbaus mit Eigengewebe).

Gesundheit und Krankheit sind die beiden Formen des Lebens: Wollte man generell Krankheit abschaffen, so würde sich dies auch auf das Leben beziehen. Es kann daher nur ein Menschenrecht auf den Schutz vor Krankheit und Behandlung von Krankheit geben. Ein Menschenrecht auf Gesundheit, wie von *Savarin* 1789 gefordert, ist nicht erfüllbar.

Im Zuge der Französischen Revolution wurde 1789 von *M. Savarin*, Docteur en Médecine, ein Aufruf verfasst, in dem das *Menschenrecht auf Gesundheit* erklärt wird. Der Aufruf blieb jedoch in der Erklärung zu den Menschen- und Bürgerrechten der Französischen Nationalversammlung vom 26. August 1789 unberücksichtigt und wurde lediglich von 1790 bis 1791 vor der Constituante debattiert und proklamiert.[9]

Auch die in der „Allgemeinen Erklärung der Menschrechte" von 1948 enthaltene Forderung nach einem Lebensstandard, der Gesundheit „gewährleistet", ist definitiv nicht erfüllbar.

Nach Ende des Zweiten Weltkriegs verfasste ein Komitee verschiedener Experten unter Vorsitz von *Eleanor Roosevelt* („First Lady der Menschenrechte") ein spezielles Dokument, das *„Allgemeine Erklärung der Menschenrechte"* genannt wird (Resolution 217 A (III) vom 10. Dezember 1948, beschlossen von den Vereinten Nationen). In der Erklärung wurde zu 30 Menschenrechten ausgeführt, auf die jeder Mensch auf der ganzen Welt einen Anspruch haben soll. Im Artikel 25 heißt es: „Jeder hat das Recht auf einen Lebensstandard, der seiner und seiner Familie Gesundheit und Wohl gewährleistet, einschließlich Nahrung, Kleidung, Wohnung, ärztliche Versorgung und notwendige soziale Leistungen gewährleistet sowie das Recht auf Sicherheit im Falle von Arbeitslosigkeit, Krankheit, Invalidität oder Verwitwung, im Alter sowie bei sonstigem Verlust seiner Vermögensgegenstände durch unverschuldete Umstände." (Zitat entspricht ursprünglicher deutscher Übersetzung der Vereinten Nationen von 1948)

Dem „Internationalen Pakt über wirtschaftliche, soziale und kulturelle Rechte" folgend (beschlossen auf der Generalversammlung der Vereinten Nationen 1966, ratifiziert von 164 Staaten, darunter Deutschland) hat jeder Mensch das Recht auf das höchste erreichbare Maß an körperlicher und psychischer Gesundheit.

„Das Grundgesetz kennt weder ein Recht auf Gesundheit noch eine entsprechende Staatszielbestimmung."[10]

An einigen Stellen des Grundgesetzes wird jedoch deutlich, dass Gesundheit als Staatsaufgabe verstanden wird. So heißt es im Art. 2, Abs. 2, Satz 1: „Jeder hat das Recht auf Leben und körperliche Unversehrtheit". Der Staat sollte aus historischen

---

[9] Villey R, Brunet F, Valette G. et al, Histoire de la Médecine, de la Pharmacie, de l'Art Dentaire et de l'Art Vétérinaire; Deutsche Sonderausgabe, Karl Müller Verlag Erlangen 1992, 2107.

[10] Zitiert nach Landau H, Gesundheit als Staatsziel? Verfassungsrecht und Staatsaufgabe (Volkskrankheiten_landau.pdf); unter Bezug auf Pestalozza C, Das Recht auf Gesundheit. Verfassungsrechtliche Dimension. In. Bundesgesundheitsblatt, Gesundheitsforschung, Gesundheitsschutz 50 (2007) 1113–1118.

Gegebenheiten grundsätzlich nicht in das Leben und die körperliche Unversehrtheit seiner Bürger eingreifen dürfen.[11]

6.3   Fehlentscheidung

Fehlentscheidungen gibt es überall, wo etwas zu entscheiden ist, jedoch haben Fehlentscheidungen in der Medizin ihre besondere Bedeutung, insofern sie mit dem Nachteil für Leben und Gesundheit eines Menschen verbunden sein können. Eine weitere Besonderheit dabei ist, dass eine solche Fehlentscheidung maßgeblich nicht von dem mit den Folgen unmittelbar betroffenen Menschen (Patienten), sondern einem anderen Menschen (Arzt, „spiritus rector") ausgeht. Ausgenommen davon sind Fehlentscheidungen, die vom Patienten selbst, gegebenenfalls gegen ärztlichen Rat getroffen werden. Eine weitere Besonderheit der Fehlentscheidung in der Medizin besteht darin, dass die Folgen gegebenenfalls nicht oder nur bedingt rückgängig gemacht werden können und gegebenenfalls nicht sofort, sondern erst nach einem längeren Zeitraum auftreten.

Unter dem Aspekt alternativer Vorgehensweisen gilt, dass sich der Arzt so oder so entscheiden kann, ohne einen Fehler zu begehen; vorausgesetzt seine Entscheidung beruht auf dem fallzeitadäquaten allgemein anerkannten Standard in der Medizin, dem zu ermittelnden individuellen Standard bezüglich des jeweiligen Patienten und der Einwilligung des in den Entscheidungsprozess einbezogenen Patienten, dem die *Entscheidungshoheit* zukommt. Diese kann gegebenenfalls dazu führen, dass auch patientenseitige Fehlentscheidungen auftreten können.

Fehlentscheidungen in der Medizin sowohl seitens des Arztes als auch des Patienten können auf verschiedenen Ebenen und aus unterschiedlichen Perspektiven betrachtet werden. Eine mögliche Differenzierung von Fehlentscheidungen kann sich auf die Entscheidung entsprechend der Situation ex ante und die der Ex-post-Situation beziehen. Die Ex-ante-Fehler bestehen in falschen Entscheidungen, die auf Grundlage der verfügbaren Informationen und des aktuellen Wissensstands zu vermeiden gewesen wären. Aus der Ex-post-Situation, d. h. dem Ergebnis der realisierten Entscheidung, kann sich diese retrospektiv als falsch erweisen, ohne dass sie in Anbetracht der Ausgangssituation als solche erkennbar und vermeidbar war. Ein misslungenes Ergebnis darf also nicht vorschnell als Behandlungsfehler deklariert werden, ohne dass zuvor die Ex-ante-Situation genau untersucht und bewertet wurde.

Ärztliche Fehlentscheidungen bezüglich unterlassener Befunderhebung, falscher Indikationsstellung, nicht standardgemäßem Behandlungsprozedere oder ungenügender Aufklärung können bei gravierenden gesundheitlichen Folgen zu *medikolegalen Auseinandersetzungen* führen.

Hierbei sollte der Patient wissen, dass auch wenn ein Fehler feststeht, der Arzt nur haftet, „wenn sich sein Versagen in einer *Schädigung des Patienten* niedergeschlagen hat".[12] Außerdem ist der Patient für diese Auswirkung „*beweis-*

---

[11] Zitiert nach Landau H unter Bezug auf Pestalozza C, a. a. O.
[12] Deutsch E, Spickhoff A, Medizinrecht. 7. Auflage, Springer 2014, 244

pflichtig, wenn es nicht ausnahmsweise zu einer Umkehr der Beweislast, etwa
wegen groben Behandlungsfehlers, kommt".[13] Der Beweis zur Ursächlichkeit ist
zur vollen richterlichen Überzeugung zu erbringen, wobei hier ein „für das praktische Leben brauchbarer Grad an Gewissheit" genügt.[14]

Von einem *groben Behandlungsfehler* ist auszugehen, wenn der Arzt eindeutig
gegen bewährte ärztliche Behandlungsregeln oder gesicherte medizinische Erkenntnisse verstoßen und einen Fehler begangen hat, der aus objektiver Sicht nicht mehr
verständlich erscheint, weil er dem Arzt schlechterdings nicht unterlaufen darf.[15]

Nach dem Patientenrechtegesetz kann es zur *Beweislastumkehr* nicht nur beim
groben Behandlungsfehler, sondern auch *bei unterlassener Befunderhebung* kommen. Im Streitfall hat dann der Arzt nachzuweisen, dass die Behandlung auch ohne
den Fehler nicht erfolgreich gewesen wäre.

Ein *Befunderhebungsfehler* liegt vor, wenn der Arzt medizinisch gebotene Befunde nicht erhoben hat.

Nach BGH-Urteil (04/2004 und 12/2010) kommt es zur Beweislastumkehr schon
bei leichtem Befunderhebungsfehler, dagegen erst bei besonders schwerem
Diagnosefehler.

Entsprechend dem Patientenrechtegesetz[16] wird ein Behandlungsfehler vermutet, wenn sich ein allgemeines Behandlungsrisiko realisiert hat, das für den behandelnden Arzt „voll beherrschbar" war (Beispiel: Stromverletzung bei unipolarer
Elektrochirurgie).

Entsprechend dem *Patientenrechtegesetz* vom 25. Februar 2013 (Gesetz zur Verbesserung der Rechte von Patientinnen und Patienten) liegt die *Beweislast für voll-
beherrschbare Risiken*, d. h. Risiken, die aus dem Herrschafts- und Organisations-
bereich des Behandelnden resultieren, auf der Behandlerseite. Dies gilt auch für die
ordnungsgemäße Aufklärung und Einwilligung, deren Nachweis von der Behandlerseite erbracht werden muss. Bei mangelnder Befähigung zur Durchführung
der zugesagten Behandlung wird die Ursächlichkeit zwischen Behandlungsfehler
und Gesundheitsschaden vermutet.

Ärztliche Fehlentscheidung heißt, der Arzt hat falsch entschieden. Dies kann sich
auf diagnostische, therapeutische oder prophylaktische Maßnahmen beziehen. Die
vorgenannten Maßnahmen können richtig sein, jedoch kann es sich um eine Fehlentscheidung handeln, wenn die Entscheidung zum *falschen Zeitpunkt* getroffen
wurde. Ein weiterer Zeitbezug ergibt sich aus dem zu berücksichtigenden, jeweiligen aktuellen Standard der Maßnahmen, d. h. eine Entscheidung, die früher richtig
war, kann fallzeitgemäß falsch, überholt sein. Um über den aktuellen Kenntnisstand
verfügen zu können, gilt die *Fortbildungspflicht für Ärzte*.

---

[13] Deutsch E, Spickhoff A, a. a. O., 244.
[14] Deutsch E, Spickhoff A, a. a. O., 244.
[15] BGH VI ZR 350/95, 19.11.1996, BGH NJW 2001, 2794, 19.06.2001.
[16] Schaller K, Pötschke-Langer M, Onkologie: Rauchen verschlechtert die Wirksamkeit von Krebstherapien. Dtsch Ärztebl 2013; 110(43): A-2018 / B-1784 / C-174.

Diagnostik setzt Anamnese- und Befunderhebung voraus, Therapie hat Diagnostik zur Voraussetzung. Werden diese Voraussetzungen ungenügend erfüllt, so kann daraus entscheidungsgemäß eine Fehldiagnose oder Fehltherapie resultieren.

Fehlentscheidungen können auch *prozessual* bedingt sein, d. h. wenn dem *Kontroll- bzw. Überwachungserfordernis* für Patienten in bestimmten Situationen bzw. Phasen, z. B. wegen Risiko postoperativer Nachblutung oder Risiko subduraler Blutung nach Schädel-Hirn-Trauma, ungenügend nachgekommen wird. Zu den prozessualen Fehlentscheidungen gehört auch das Unterlassen diagnostisch-therapeutischer *Intervallkontrollen* von chronisch-persistierenden Erkrankungen. Falls jedoch von ärztlicher Seite Kontrollen empfohlen, jedoch patientenseitig ignoriert wurden, so handelt es sich um eine Fehlentscheidung des Patienten.

Als patientenseitige Fehlentscheidung muss auch gelten, wenn ärztlicherseits als sogenannte *Risikopatienten* identifizierte Personen sich entscheiden, empfohlene Kontrolluntersuchungen nicht durchführen lassen und/oder risikovermindernde Verhaltensweisen ignorieren.

Ein Beispiel für krasse Fehlentscheidung von Patienten mit Lungenkarzinom ist, wenn sich diese entscheiden, unter Chemotherapie weiter zu rauchen, obwohl dadurch deren Wirksamkeit wissenschaftlich gesichert beeinträchtigt wird.[17]

Nachfolgend werden ärztliche Fehlentscheidungen bzw. Gründe dafür unter Art-, Zeit- und Prozessaspekt in einer Übersicht dargestellt.

Indikationsdiagnostik:
Falsch-positive Diagnose (diagnostizierte Erkrankung besteht gar nicht)
Falsch-negative Diagnose (vorliegende Erkrankung wurde nicht diagnostiziert)
Leidensdruck unter- oder überschätzt

Prozessdiagnostik:
- Ungenügende Kontrolle/Überwachung während/nach Therapie
- Ignorierte zeitabhängige Gefährdung (je später, desto ungünstiger)

Diagnosezeitpunkt:
- Zutreffende, jedoch verspätete Diagnose
- Vorschnelle falsch-negative bzw. falsch-positive Diagnose bei ungenügender Befunderhebung

Therapie:
- Unzureichende Voraussetzungen personell, technisch etc.
- Mangelnde interdisziplinäre Kooperation
- Unterlassene Sicherungsaufklärung

---

[17] Gesetz zur Verbesserung der Rechte von Patientinnen und Patienten vom 25.02.2013.

Entscheidungsfindung:
- Mangelndes Bewusstsein über eigene kognitive Verzerrungen (unbewusste systematische fehlerhafte Neigungen im Denken und Urteilen)
- Falsche Priorisierung bei Multimorbidität
- Unzureichende Nutzung von Entscheidungshilfen und Leitlinien
- Mangelnde Berücksichtigung patientenseitiger Präferenzen

Unter juristischem Aspekt handelt es sich bei *vorschneller Diagnose* nicht um einen Diagnosefehler, sondern einen *Befunderhebungsfehler.*[18]

Vor der Diagnose steht die Befunderhebung, die standard- und sorgfaltspflichtgemäß im Schutzinteresse des jeweiligen Patienten zu erfolgen hat.

Beispiel: Vorschnelle mammografische Diagnose BI-RADS 2 bei sehr dichtem Brustdrüsengewebe ohne vorherige mammasonografische Abklärung, sodass ein vorliegendes Mammakarzinom übersehen werden kann.

Die medizinisch gebotene Befundabklärung kann auch in der *Verlaufsbeobachtung* bestehen, um eine vorschnelle Diagnose mit konsekutiver unnötiger Intervention und Verletzungsrisiken (z. B. Harnleiterdurchtrennung) zu vermeiden.

Beispiel: Bei prämenopausalen Patientinnen mit einer einkammerigen, außen und innen sonografisch glatten Zyste des Ovars ist bis zu einem Durchmesser von etwa 6 cm bei Beschwerdefreiheit eine Verlaufskontrolle über 6 Wochen und länger durchzuführen, da sich funktionelle Zysten in der Prämenopause innerhalb von 6 Wochen in bis zu 90 % zurückbilden können.[19]

Durch verspätete Diagnose bzw. verspätet einsetzende Therapie können sich die Heilungschancen verschlechtern. Als Beispiel sei eine britische Brustkrebsstudie angeführt, die zu dem Ergebnis kam, dass die Fünf-Jahres-Überlebensrate um 12 % sinkt, wenn zwischen Diagnose und operativer Therapie mehr als drei Monate vergehen. Im Rahmen dieser Studie wurden 87 Therapiestudien mit 101.954 Patientinnen ausgewertet.[20]

Wodurch lassen sich falsche Entscheidungen und enttäuschte Erwartungen gegebenenfalls vermeiden?
- Patientenaufklärung[1]
- Orientierung an vorhandenen Leitlinien (externe Evidenz)[2]
- Einschlägige Erfahrungen des behandelnden Arztes (interne Evidenz)[3]
- Berücksichtigung patientenseitiger Präferenzen[4]

---

[18] BGH, Urteil vom 26.01.2016, VI ZR 146/14.

[19] Osmers R et al., Preoperative evaluation of ovarian tumors in premenopause by transvaginal sonography. Am J Obstet Gynecol 175:428–434.

[20] Richards MA et al, Influence of delay on survival in patients with breast cancer: a systematic review. Lancet 1999; 353:1119–26.

- Abgestimmte interdisziplinäre Zusammenarbeit (Interoperabilität)[5]
- Dokumentation zur ärztlichen Behandlung[6]

[1]) „Informed consent"
[2]) Fehlen Leitlinien, so kann Bezug auf einschlägige Standardwerke genommen werden.
[3]) Individuelle klinische Expertise
[4]) Partizipative Entscheidungsfindung
[5]) Interoperabilität bezüglich Datenaustauschs zwischen Ärzten, Krankenhäusern, Labors und anderen Gesundheitsdienstleistern: Dadurch können Effizienz, Patientensicherheit und Versorgungsqualität erhöht werden.
[6]) Der BGH betont die ausdrückliche Pflicht des Arztes zu angemessener Dokumentation als „selbstverständliche therapeutische Pflicht gegenüber dem Patienten"; die Dokumentation muss auch nach längerer Zeit den Behandlungsduktus für den Fachmann nachvollziehbar machen.

Ärztliches Handeln, dass nach bestem Wissen und Gewissen erfolgt und sich im Nachhinein als falsch herausstellt, gegebenenfalls zum Verlust von Leben führt, muss für jeden Arzt eine schwere seelische Belastung bedeuten. Als tragisches Beispiel hierfür sei an den Geburtshelfer *Gustav Adolph Michaelis* (1798–1848) erinnert:

Zu seiner Zeit starben auch in seinem Gebärhaus an der Fleethörn viele Wöchnerinnen, darunter seine Cousine, am Kindbettfieber (Puerperalsepsis). Da erreichte ihn am 21. Sept. 1847 die Nachricht durch einen ehemaligen Schüler aus Wien zur Entdeckung des Sekundararztes *Dr. Ignaz Semmelweis*, dass das Kindbettfieber durch die Hände von Ärzten und Studenten, die vorher Leichen seziert oder eiternde Wunden behandelt hatten, übertragen wird und dass seit Semmelweis und seine Studenten die Hände mit Chlorwasser waschen, die Zahl der Fiebertoten drastisch zurückgegangen war. Sogleich führte Michaelis die Chlorwasserwaschungen ein, worauf bei keiner Entbundenen das Kindbettfieber auftrat. In der traurigen Gewissheit darüber, dass er durch Missachtung der Hygiene den Tod vieler Frauen mitverursacht hat, geriet er in eine schwere seelische Krise und stürzte sich am 9. Aug. 1848 in Lehrte vor einen fahrenden Zug. Michaelis gehörte zu den wenigen Geburtshelfern, die seinerzeit die Chlorwasserwaschungen übernommen haben. Aufgrund der Ignoranz gegenüber der Entdeckung von Semmelweis starben in der Zeit von 1850 bis 1910 allein in Preußen 365.000 Wöchnerinnen an Kindbettfieber.[21]

---

[21] Franz v. Winckel, Gustav Adolph Michaelis. In: Allgemeine Deutsche Biografie (ADB), Bd. 21, Duncker & Humblot, Leipzig 1885, 679–681.

Zusammenfassung

7

Entscheidung und Erwartung sind die beiden wichtigsten Kategorien im Denken und Handeln in der Medizin sowohl für den Arzt als auch den Patienten. Diesem Denken und Handeln kann das medizintheoretische Störungs-Kompensationskonzept zugrunde gelegt werden.

Während Störungen in der herkömmlichen Medizin immer schon im Fokus von Praxis und Forschung standen, wird mit dem Störungs-Kompensationskonzept auch die Kompensation in diesen Fokus geholt.

Wäre der Organismus in der Lage, sämtliche auftretenden Störungen optimal zu kompensieren, so gäbe es keine Krankheiten. Der Organismus vermag jedoch nur bestimmte Störungen optimal zu kompensieren, während andere nur bedingt bzw. überhaupt nicht kompensiert werden. Krankheit beruht somit auf dem Widerspruch zwischen den im Lebensprozess auftretenden Störungen und der diesen gegenüber nur begrenzten Kompensationsfähigkeit des Organismus.

Der Organismus setzt sich mit Störungen über die *Strategie des Störungsschutzes* sowie über die *Strategie der Störungskompensation* auseinander. Es kommt darauf an, beide Strategien mit ihren Prinzipien zu nutzen und weiterzuentwickeln. Die Strategie der Störungsausschaltung beruht auf den *Prinzipien der Barrierebildung, des Ausweichens und der Beseitigung.* Die Strategie der Störungskompensation *besteht in den Prinzipien der Substitution, dem Aktivieren/Hemmen und der Reparatur.*

Immanuel Kant (1724-1804) schreibt: „Es kann also niemand sich für praktisch bewandert in einer Wissenschaft ausgeben und doch die Theorie verachten, ohne sich bloß zu geben, dass er in seinem Fache ein Ignorant sei: Indem er hofft, durch Herumtappen in Versuchen und Erfahrungen ... und ohne sich ein Ganzes ... gedacht zu haben, weiter kommen zu können, als ihn die Theorie zu bringen vermag."[1]

Daten aus Pathophysiologie, Pathologie und klinischen Fächern bestätigen das Störungs-Kompensationskonzept. Es kommt darauf an, Medizintheorie in der

---

[1] Kant I, Über den Gemeinspruch: Das mag in der Praxis richtig sein, taugt aber nicht für die Praxis (Traktat), Berlinische Monatsschrift, Sept. 1793, Werke, Band 11, Frankf. a.M. 1977, 127

© Der/die Autor(en), exklusiv lizenziert an Springer-Verlag GmbH, DE, ein Teil von Springer Nature 2025
F. U. Herrmann, *Entscheidung und Erwartung in der Medizin*,
https://doi.org/10.1007/978-3-662-71599-4_7

klinischen Medizin zu etablieren, damit sie impulsgebend wirken und von dieser auch Impulse empfangen kann.

Mit dem medizintheoretischem Störungs-Kompensationskonzept lassen sich sowohl Sachverhalte erklären (explikative Funktion) als auch unbekannte Sachverhalte voraussagen (prognostische Funktion). Letztere betrifft unter anderem den konzeptgemäßen Ansatz in Forschung und Praxis an der Störungs-Kompensations-Relation. Das Störungs-Kompensationskonzept bietet eine wissenschaftlich-strategische Orientierung auch für KI, um Entstehungs-, Existenz- und Entwicklungsursachen von Gesundheit und Krankheit einschließlich deren Übergangs-dynamik individuell zu bestimmen und darüber neue Behandlungsansätze zu generieren.

Wie aus dem Doppelkreisschema (Abb. 7.1 unten) hervorgeht, beruht die ärztliche Antizipation des Behandlungsziels wesentlich auf dem Störungs-Kompensationskonzept, während die patientenseitige Antizipation des Behandlungsziels im tatsächlichen Ergebnis besteht. Des Weiteren erfolgt auf der Arztseite die Reevaluation zwischen Ziel und Entscheidung und darauf basierend mit Rückwirkung auf die Realisierung, während aufseiten des Patienten zwischen Erwartung und Ziel abgeglichen wird mit Rückwirkung auf dessen Entscheidung. Die Rückwirkung bezieht sich auf künftige (weitere) Realisierung bzw. Entscheidung jeweils im weitesten Sinn. Das Bindeglied zwischen Arzt und Patient sowie zwischen Entscheidung und Erwartung ist das Behandlungsziel. Tatsächliches Ergebnis heißt das bei einem bestimmten Patienten seiner Erwartung gemäß erzielte bestimmte Ergebnis. Von eher sekundärer Bedeutung für den Patienten dürfte meist sein, über welche Entscheidung ein solches Ergebnis erreicht wird, ausgenommen, eine alternative Entscheidung ist mit weniger Risiken verbunden. Für das zielorientierte ärztliche Entscheiden kann das Störungs-Kompensationskonzept eine wichtige Basis darstellen. Das bedeutet, die individuell störungsbezogene Wahlentscheidung geeigneter Strategien, Prinzipien und Ansätze zur Realisierung zu treffen. Die ärztliche Entscheidung gründet auf Evaluation, die entsprechend dem Zielergebnis neu bewertet wird (Reevaluation).

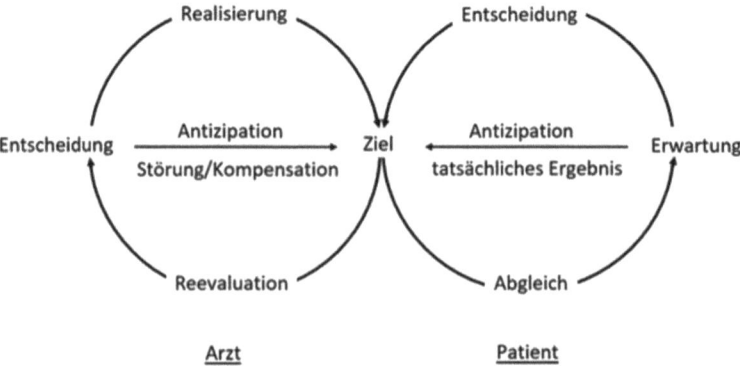

Abb. 7.1 Arzt-Patient-Beziehung unter dem Aspekt von Entscheidung und Erwartung

Das gemeinsam antizipierte Ziel bildet die Verbindung in der Entscheidung-Erwartung-Beziehung zwischen dem Arzt und dem Patienten.

Das medizintheoretische Störungs-Kompensationskonzept hat grundlegende Bedeutung für Entscheidung und Erwartung in der medizinischen Praxis. Hier bietet das Konzept in der Entscheidungsfindung eine umfassende, stabile Orientierung. Ausgehend davon muss als wichtig erscheinen, dieses Konzept in der Lehre an Studierende der Medizin zu vermitteln. Die Anwendung des Störungs-Kompensationskonzepts in der medizinischen Forschung kann dazu inspirieren, an organismischen Kompensationsmechanismen und Entwicklungsursachen (chronisch fortschreitende Erkrankungen) anzusetzen.

Das medizintheoretische Störungs-Kompensationskonzept erfüllt die Qualitätsmerkmale einer Theorie – logische und semantische Konsistenz, Gehalt, Einfachheit, Wahrheit und empirische Adäquatheit.

In Bezug auf Entscheidung und Erwartung in der Medizin bietet das Störungs-Kompensationskonzept im Verbund mit künstlicher Intelligenz eine neue Chance zur Aufklärung und Nutzung gesundheitserhaltender bzw. -wiederherstellender organismischer Kompensationsmechanismen und damit zur Verlängerung der Lebensphasen bei Gesundheit sowie ermöglichter bzw. verkürzter Wiedergenesung bei Krankheit.

Nachwort

8

Inhaltsverzeichnis

8.1 Für Ärzte

Im Zentrum von Entscheidung und Erwartung steht das Störungs-Kompensations-konzept, das für die meisten Leser neu sein dürfte.

„Bewährtes" Entscheidungsverhalten gegenüber Neuem (Abb. 8.1):

- Autoritär gelenktes Ablehnen des Neuen (a)
- Negativsuche im Neuen (b)
- Glorifizieren des Alten (c)
- Blockieren des Neuen (d)

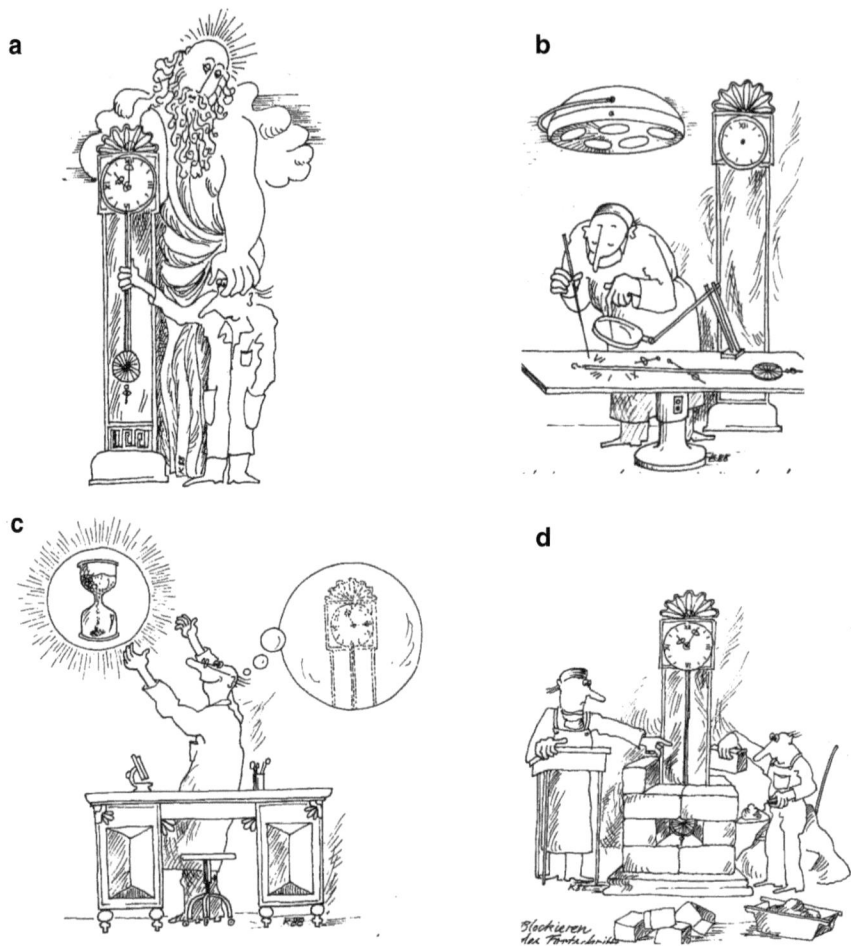

Abb. 8.1 (a–d) „Bewährtes" Entscheidungsverhalten gegenüber Neuem

In der vierteiligen ironisierenden Karikatur wurden Varianten des ablehnenden Entscheidungs-
verhaltens dargestellt, wobei als das Neue eine Standuhr gewählt wurde. Der Autor dieses Buches
hatte Anfang der neunziger Jahre über Dritte einen Künstler mit genauen Vorgaben für diese Karikatur beauftragt (und auch bezahlt). Leider konnte der Name des Künstlers trotz Bemühungen
nicht erkundet werden

8.2   Für Patienten und Studierende der Medizin

Nachfolgend wird die offizielle deutsche Übersetzung des Genfer (Ärzte-)Gelöb-
nisses, autorisiert durch den Weltärztebund (Oktober 2017) im Wortlaut wiedergegeben (www.laekh.de). Das Genfer Gelöbnis kann als die moderne Form des
Hippokratischen Eids gelten.

„Als Mitglied der ärztlichen Profession gelobe ich feierlich, mein Leben in den Dienst der Menschlichkeit zu stellen. Die Gesundheit und das Wohlergehen meiner Patientin und meines Patienten wird mein oberstes Anliegen sein. Ich werde die Autonomie und Würde meiner Patientin und meines Patienten respektieren. Ich werde den höchsten Respekt vor menschlichem Leben wahren. Ich werde nicht zulassen, dass Erwägungen von Alter, Krankheit oder Behinderung, Glaube, ethnischer Herkunft, Geschlecht, Staatsangehörigkeit, politischer Zugehörigkeit, Rasse, sexueller Orientierung, sozialer Stellung oder jeglicher anderer Faktoren zwischen meine Pflichten und meine Patientin oder meinen Patienten treten. Ich werde die mir anvertrauten Geheimnisse auch über den Tod der Patientin oder des Patienten hinaus wahren. Ich werde die Ehre und die edlen Traditionen des ärztlichen Berufes fördern. Ich werde meinen Lehrerinnen und Lehrern, meinen Kolleginnen und Kollegen und meinen Schülerinnen und Schülern die ihnen gebührende Achtung und Dankbarkeit erweisen. Ich werde mein medizinisches Wissen zum Wohle der Patientin oder des Patienten und zur Verbesserung der Gesundheitsversorgung teilen. Ich werde auf meine eigene Gesundheit, mein Wohlergehen und meine Fähigkeiten achten, um eine Behandlung auf höchstem Niveau leisten zu können. Ich werde selbst unter Bedrohung, mein medizinisches Wissen nicht zur Verletzung von Menschenrechten und bürgerlichen Freiheiten anwenden. Ich gelobe dies feierlich, aus freien Stücken und bei meiner Ehre."

Stichwortverzeichnis

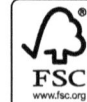